歯科医院で
認知症の患者さんに対応するための本

ガイドラインに基づいた理解・接遇・治療・ケア

編著

平野浩彦・枝広あや子・本橋佳子

医歯薬出版株式会社

This book was originally published in Japanese
under the title of :

Sʜɪᴋᴀɪɪɴ Dᴇ Nɪɴᴄʜɪsʜᴏ Nᴏ Kᴀɴᴊᴀsᴀɴ Nɪ Tᴀɪᴏsᴜʀᴜᴛᴀᴍᴇɴᴏ Hᴏɴ

The dental care guidebook for older people with dementia

Editors
Hɪʀᴏʜɪᴋᴏ, Hirano
Tokyo Metropolitan Geriatric Medical Center, Dentistry and Oral Surgery
Aʏᴀᴋᴏ, Edahiro
Yᴏsʜɪᴋᴏ, Motohashi
Tokyo Metropolitan Institute of Gerontology

© 2019 1st ed.

ISHIYAKU PUBLISHERS, INC.
　7-10, Honkomagome 1 chome, Bunkyo-ku,
　Tokyo 113-8612, Japan

はじめに

　わが国における認知症患者の急激な増加を受け，2015年に認知症施策推進総合戦略（新オレンジプラン）が発表され，「認知症高齢者等にやさしい地域づくりに向けて」のテーマのもと，7つの柱が提示されました．この柱の2つ目には，「認知症の容態に応じた適時・適切な医療・介護等の提供」が掲げられ，そのなかには「歯科医師の認知症対応力向上研修実施」が明文化されました．このことにより，歯科医療従事者は認知症の人の口腔健康管理を継続的・適切に行うことが公的に求められたといえます．

　高齢期の口腔保健に目を転じてみましょう．歯科医療の進歩や8020運動などの口腔保健活動の成果により，高齢者の口腔環境は向上しました．しかし，歯科インプラントなどの高度な医療を受けている場合も多く，現在の高齢者の口腔内環境は多様性を増しているといえます．一方，高齢期になると認知症の発症率は高まり，さらにはその症状の進行によって口腔のセルフケアや歯科受診が困難となり，結果として口腔内に多くのトラブルを抱える可能性が高い状況となっています．

　こうした状況を受け，3年間の作成期間を経て，国立研究開発法人日本医療研究開発機構（AMED）の「認知症の容態に応じた歯科診療等の口腔管理及び栄養マネジメントによる経口摂取支援に関する研究」におけるガイドライン作成班による『認知症の人への歯科治療ガイドライン』が日本老年歯科学会と合同で2019年6月に発刊されました．

　そして，本書『歯科医院で認知症の患者さんに対応するための本』は，本ガイドラインをふまえ，日常の歯科臨床において実際に認知症の人に対応するための基本知識と実践のためのポイントを，症例などを通して分かりやすく提示することを目的として編集されました．

　本書を日常臨床のかたわらにお読みいただき，歯科と認知症の人がつながる一助となれば執筆者一同，望外の喜びです．

令和元年8月

執筆者一同

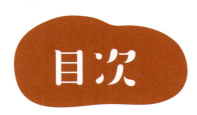

- はじめに …………………………………………………………………… iii
- 執筆者一覧 ………………………………………………………………… vi
- 本書の読み方・使い方／『認知症の人への歯科治療ガイドライン』
  について ………………………………………………………………… vii

1章　認知症の基本と取り巻く制度

1　認知症の基本
学習編：知っておきたい病態とその症状　栗田主一 …… 2
臨床の実際編：歯科臨床での気付きと連携の芽　枝広あや子 …… 6

2　認知症を取り巻く諸制度 ── 社会でいかに支えるか
学習編　木下朋雄 …… 12
臨床の実際編　高田　靖 …… 18
歯科医師会の取り組み　小玉　剛 …… 22

2章　認知症の患者さんに対する接遇とケア

1　接遇について
学習編　山田律子 …… 26
臨床の実際編　高城大輔 …… 32

2　口腔衛生管理について
学習編　武井典子・小原由紀 …… 37
臨床の実際編　白部麻樹 …… 42

本文デザイン：ビーコム
本文イラスト：斉藤ヨーコ

3章 認知症の患者さんへの歯科治療

1 治療可否のみきわめについて

平野浩彦・枝広あや子 …… 50

2 治療計画の考え方について

学習編 深井穫博 …… 57

臨床の実際編 枝広あや子 …… 62

3 う蝕処置について

学習編 櫻井 薫 …… 68

臨床の実際編 福島正義 …… 71

4 外科治療について

学習編 渡邊 裕 …… 75

臨床の実際編 本橋佳子・森美由紀 …… 78

5 補綴の考え方について

学習編 中島純子・市川哲雄 …… 85

臨床の実際編 中島純子・高城大輔・髙木幸子 …… 90

4章 認知症の患者さんへの嚥下・栄養・緩和ケア

1 摂食嚥下について

学習編：評価の原点・4つの視点 大石善也 …… 104

臨床の実際編 野原幹司 …… 109

2 栄養アセスメントについて

学習編 大塚 礼・本川佳子 …… 121

臨床の実際編 田中弥生・本川佳子 …… 126

3 緩和ケアについて

学習編 平原佐斗司 …… 130

臨床の実際編 島田千穂 …… 133

臨床の実際編：緩和ケアにおける歯科医療のありかた

枝広あや子 …… 136

● 『認知症の人への歯科治療ガイドライン』目次 …… 143

執筆者一覧

● 編者

平野浩彦 （ひらの　ひろひこ）	東京都健康長寿医療センター病院　歯科口腔外科
枝広あや子 （えだひろ　あやこ）	東京都健康長寿医療センター研究所　自立促進と精神保健研究チーム
本橋佳子 （もとはし　よしこ）	東京都健康長寿医療センター研究所　自立促進と精神保健研究チーム

● 執筆者 （掲載順）

平野浩彦 （ひらの　ひろひこ）	編者に同じ
粟田主一 （あわた　しゅいち）	東京都健康長寿医療センター研究所　自立促進と精神保健研究チーム
枝広あや子 （えだひろ　あやこ）	編者に同じ
木下朋雄 （きのした　ともお）	医療法人社団曙光会　コンフォガーデンクリニック （東京都新宿区）
高田　靖 （たかだ　やすし）	豊島区歯科医師会／高田歯科医院 （東京都豊島区）
小玉　剛 （こだま　つよし）	日本歯科医師会／こだま歯科医院 （東京都東久留米市）
山田律子 （やまだ　りつこ）	北海道医療大学　看護福祉学部看護学科　地域保健看護学講座　老年看護学部門
高城大輔 （たかぎ　だいすけ）	神奈川歯科大学　歯学部歯学科　全身管理医歯学講座
武井典子 （たけい　のりこ）	日本歯科衛生士会
小原由紀 （おはら　ゆき）	東京都健康長寿医療センター研究所　自立促進と精神保健研究チーム
白部麻樹 （しろべ　まき）	東京都健康長寿医療センター研究所　東京都介護予防推進支援センター
深井穫博 （ふかい　かくひろ）	深井保健科学研究所／深井歯科医院 （埼玉県三郷市）
渡邊　裕 （わたなべ　ゆたか）	北海道大学大学院歯学研究院　口腔健康科学分野　高齢者歯科学教室
本橋佳子 （もとはし　よしこ）	編者に同じ
森　美由紀 （もり　みゆき）	東京都健康長寿医療センター病院　歯科口腔外科
櫻井　薫 （さくらい　かおる）	東京歯科大学
福島正義 （ふくしま　まさよし）	昭和村国民健康保険診療所 （福島県昭和村）
市川哲雄 （いちかわ　てつお）	徳島大学大学院　医歯薬学研究部　口腔学顔面補綴学分野
中島純子 （なかじま　じゅんこ）	東京歯科大学　老年歯科補綴学講座
髙木幸子 （たかき　さちこ）	広島市立リハビリテーション病院　歯科
大塚　礼 （おおつか　れい）	国立長寿医療研究センター　老年学・社会科学研究センター　NILS-LSA 活用研究室
田中弥生 （たなか　やよい）	関東学院大学　栄養学部　管理栄養学科
本川佳子 （もとかわ　けいこ）	東京都健康長寿医療センター研究所　自立促進と精神保健研究チーム
大石善也 （おおいし　よしや）	大石歯科医院 （千葉県柏市）
野原幹司 （のはら　かんじ）	大阪大学大学院　歯学研究科　顎口腔機能治療学教室
平原佐斗司 （ひらはら　さとし）	東京ふれあい医療生活協同組合　梶原診療所　内科
島田千穂 （しまだ　ちほ）	東京都健康長寿医療センター研究所　福祉と生活ケア研究チーム

本書の内容について／
『認知症の人への歯科治療ガイドライン』について

● 本書の内容について

『歯科医院で認知症の患者さんに対応するための本』（以下，本書）は，歯科医院の歯科医師や歯科衛生士，その他のスタッフが読み，認知症の患者さんや，認知症とは診断を受けていなくとも「最近，様子が変わったな……」といった患者さんに対し，適切な対応ができるようになるために編集されました．

主に，

1 章：認知症の基本と取り巻く制度 ……………………… 歯科医師・歯科衛生士・スタッフ
2 章：認知症の患者さんに対する接遇とケア ……………… 歯科医師・歯科衛生士・スタッフ
3 章：認知症の患者さんへの歯科治療 ……………………… 歯科医師
4 章：認知症の患者さんへの摂食嚥下・栄養・緩和ケア …… 歯科医師・歯科衛生士

が読むことを想定しています．しかし，どの章も「認知症およびその患者さんについての理解と，それに応じて歯科ができる対応」を中心に構成されていますので，歯科医院で高齢者に対応する全てのスタッフが理解をしておきたい内容です．

●『認知症の人への歯科治療ガイドライン』について

本書は，『認知症の人への歯科治療ガイドライン』（以下，ガイドライン）の内容に基いて目次や内容が構成されています．

しかし，ガイドラインを読まなければ理解できないということはなく，本書だけでも歯科医院で適切な対応が取れるように構成されています．

本書の本文の横に「章番号」，「CQ+ 数字」で示された内容は，ガイドラインの該当箇所を示しています．つまり，ガイドラインを参照することで，より詳しい解説や，根拠となった情報・解説・論文などにたどり着くことができます．本書の巻末にはガイドラインの目次を掲載しています（143 ページ〜）．より詳しい内容を知りたくなった場合，ぜひともガイドラインをご参照ください．

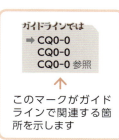

ガイドラインでは
➡ CQ0-0
　 CQ0-0
　 CQ0-0 参照
↑
このマークがガイドラインで関連する箇所を示します

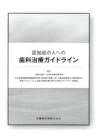

認知症の人への歯科治療ガイドライン

編集：一般社団法人　日本老年歯科医学会
　　　日本医療研究開発機構研究費「認知症の容態に応じた歯科診療等の口腔管理及び栄養マネジメントによる経口摂取支援に関する研究」ガイドライン作成班

医歯薬出版　刊／ 192 頁，B5 判／ ISBN978-4-263-44556-3

1章

認知症の基本と取り巻く制度

1章 認知症の基本と取り巻く制度

1 認知症の基本
知っておきたい病態とその症状

学習編

ガイドラインでは
➡ 第1章 参照

認知症とは

　認知症とは，いったん正常に発達した知的機能（認知機能）が何らかの脳の病的変化によって，日常生活や社会生活に支障をきたす程度まで持続的に障害された状態のことです．一方，認知機能の持続的な低下を認めるものの，日常生活や社会生活には明らかな支障が認められない状態は軽度認知障害（mild cognitive impairment：MCI）と呼びます（図1）．

　認知症では，認知機能障害や生活障害とともにさまざまな身体的・精神的な健康問題や社会的な生活課題が現れやすくなり，それによって臨床像全体が複雑化することで本人や家族のQOLが低下し，生活の継続が困難になるリスクが高まります（図2）．そのようなリスクを低減させ，その人の尊厳ある生活の継続をめざすことが認知症支援の基本かと思われます．

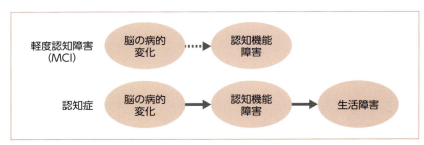

図1　認知症と軽度認知障害の概念

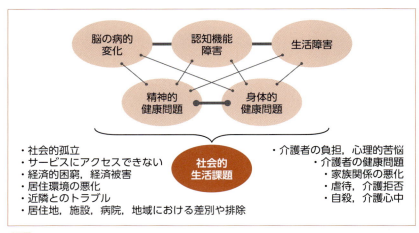

図2　認知症の一般的特性：複雑化の傾向

1 認知症の基本―知っておきたい病態とその症状 **学習編**

代表的な認知症疾患

　認知症の原因となる脳の病的変化（認知症疾患）は多様です（**表1**）．以下に，代表的な認知症疾患について解説します．

1）アルツハイマー型認知症（Alzheimer's disease：AD）

　最も頻度の高い認知症疾患で，老人斑と神経原線維変化の出現，神経細胞の脱落を特徴とする脳の病的変化に起因して現れる認知症です．老人斑の主要構成成分はアミロイドβタンパク（Aβ），神経原線維変化の主要構成成分はリン酸化された微小管結合タンパク（タウ）であることが明らかにされており，Aβ凝集体（オリゴマー）がシナプスの機能を障害し，神経原線維変化，神経細胞・神経突起の機能障害，神経細胞死を誘発するものと考えられています（アミロイド・カスケード仮説）．病変は海馬を含む大脳辺縁系から側頭頭頂連合野に進展し，大脳全域に及びます．

　臨床的には，1）潜行性に発症し，緩徐に進行すること，2）初期には近時記憶障害が目立ち，経過とともに実行機能障害，見当識障害，視空間障害，言語理解障害など多様な認知機能障害が認められること，3）軽度の段階では手段的日常生活動作（金銭管理，服薬管理，交通機関の利用，家事など）の障害が，中等度〜重度の段階では基本的日常生活動作（着脱衣，入浴，排泄，整容，食事，移動など）の障害が認められること，4）初期から局所神経症候を認めることは少ないこと，が特徴とされています．

　治療薬としては，認知症の進行緩和を目的に，コリンエステラーゼ阻害薬（ドネペジル，ガランタミン，リバスチグミン）やNMDA受容体拮抗薬（メマンチン）が使用されます．

表1　認知症の原因疾患

変性性認知症	アルツハイマー病（アルツハイマー型認知症），レビー小体病（レビー小体型認知症），前頭側頭葉変性症（前頭側頭型認知症），進行性核上性麻痺，大脳皮質基底核変性症，嗜銀顆粒病（嗜銀顆粒性認知症），神経原線維変化型認知症，パーキンソン病など
血管性認知症	脳梗塞，慢性脳循環不全，脳出血など
外傷性認知症	脳挫傷，慢性硬膜下血種など
腫瘍性認知症	脳腫瘍
物質・医薬品誘発性認知症	アルコール関連障害，一酸化炭素中毒など
内分泌・代謝性疾患による認知症	甲状腺機能低下症，ビタミン欠乏症，糖尿病など
感染症による認知症	脳炎，神経梅毒，HIV感染症，プリオン病など
その他の認知症	正常圧水頭症，ハンチントン病など

本書で主に扱われる原因疾患・認知症には下線を引いた

2）血管性認知症（vascular dementia：VaD）

　脳血管障害が原因となる認知症の総称です．国際的診断基準では，1）多発梗塞性認知症，2）戦略的な部位の単一病変による認知症，3）小血管病性認知症，4）低灌流性血管性認知症，5）脳出血性血管性認知症，6）その他，に分類されています．ここでは頻度の多い 1），3）を中心に解説します．

　多発梗塞性認知症は，主に皮質領域の大小の脳梗塞が原因となる認知症です．脳卒中発作によって急性に発症し，階段状に悪化し，障害される大脳の局在部位に応じて失語，失行，失認，視空間障害，構成障害，実行機能障害などの高次機能障害，運動麻痺などの神経症状が現れます．

　小血管病性認知症は，穿通枝領域にラクナ梗塞，白質病変，微小脳出血（microbleeds）などの細動脈硬化症，皮質領域に脳アミロイド血管症などが認められる認知症です．小血管病性認知症のうち，細動脈硬化症が原因となるものを皮質下血管性認知症と呼びます．多くは緩徐に進行し，記憶機能や見当識は比較的保たれる一方，実行機能障害やワーキングメモリの障害，思考緩慢，意欲・自発性の低下を認め，精神症状は動揺しやすく，抑うつ，不安，せん妄を伴いやすいという特徴があります．運動麻痺，偽性球麻痺，血管性パーキンソニズム，腱反射亢進，尿失禁などもしばしば認められます．臨床的には，いずれも高血圧症などのリスクファクター管理とリハビリテーションが重要です．

3）レビー小体型認知症（dementia with Lewy bodies：DLB）

　認知機能障害とパーキンソニズムを主症状とし，脳幹，大脳皮質，扁桃核などにレビー小体が多数出現する認知症です．

　AD と比較すると記憶障害の程度は軽く，実行機能障害，注意障害，視空間構成障害などが目立ちます．注意や覚醒レベルの著明な変化を伴う認知機能の変動があり，日中に過度の傾眠や覚醒時に一過性混乱がみられることがあります．人物，小動物，虫などの具体的な幻視が反復して現れるのも DLB の特徴です．幻視は，認知機能の変動と連動して，注意・覚醒レベルの低下時や夕方など薄暗い時期に現れる傾向があります．幻視以外にも，誤認妄想（「誰かが家のなかにいる」，「自宅が自宅でない」と主張する，妻の顔を他人と見間違える）などの精神病症状や抑うつ症状がしばしば認められます．レム睡眠時に筋緊張の抑制が欠如するため，夢内容と一致する異常行動（大声をあげる，隣で寝ている配偶者を殴るなど）が現れることもあります（レム期睡眠行動異常症）．

　抗精神病薬に対する過敏性がみられ，少量の使用でもパーキンソニズムの悪化や意識障害，悪性症候群を呈することがあります．便秘，神経因性膀胱，起立性低血圧などの自律神経症状も認められ，転倒や失神の原因となるため注意を要します．治療薬としては，コリンエステラーゼ阻害薬やドパミン作動薬が使用されます．

4）前頭側頭型認知症（frontotemporal dementia：FTD）

大脳前方領域に原発性変性を有する，進行性の非アルツハイマー型変性性認知症の総称です．臨床症状に基づき，1）行動障害型前頭側頭型認知症（bvFTD），2）意味性認知症（SD），3）進行性非流暢性失語（PNFA）の3型に分類されます．

bvFTDでは，前頭前野に萎縮がみられ，社会的対人行動の障害（反社会的・脱抑制的言動，考え無精，立ち去り行動など），自己行動の統制障害（自発性低下，不活発〜過活動，落ち着きのなさ，周遊行動など），情意鈍麻（無関心，優しさ・共感・思いやりの欠如など），病識欠如（精神症状に対する自覚の欠如，その社会的帰結に関する無関心など）が認められます．

SDでは，優位半球の側頭葉前方に限局性病変を認め，病初期に換語困難がみられ，失名辞が出現します．その後，徐々に語義失語を呈し，「鉛筆」のような誰でも知っているはずの物を見せても呼称ができず，いくつかの物品のなかから「鉛筆」を選ぶこともできなくなります．発語は流暢性で復唱も良好であり，音韻性錯誤は少なく，意味性錯誤が認められます（例：「みかん」と言いたいのに「りんご」と言う）．また，漢字の書字・読字の障害が認められ，熟字訓ができなくなります（例：海老を「かいろう」，小豆を「こまめ」と読む）．

PNFAでは，優位半球のシルビウス裂周囲に比較的限局する病変が認められ，非流暢性の表出性言語障害が目立ちます．発語は努力性でスピードが遅く，抑揚がない話し方，とぎれとぎれの発語，失文法，「えんぴつ」を「せんぴつ」と言ったりするような音韻性錯誤，言いたいことを表す言葉が思い浮かべられない換語障害などが認められます．

いずれも，現在のところ有効な治療薬は確立していません．

（粟田主一）

1章 認知症の基本と取り巻く制度

1 認知症の基本
歯科臨床での気付きと連携の芽

臨床の実際編

ガイドラインでは
→ 第1章
　第2章
　第3章
　CQ5-7 参照

認知症の初期の頃の徴候はわかりづらく，医療介護連携によって初めて明確になるケースがあります．長くかかりつけで歯科医院に通っている患者さんに現れるいくつかの徴候に気づき，把握するためのポイントをみてみましょう．

CASE 糖尿病から認知症軽度への病態変化，抜歯をきっかけに内科医に連携した例

- ミホコさん，79歳，女性．
- 既往歴：高血圧，糖尿病（内服薬管理），関節リウマチ（軽度），バイアスピリン® 内服中
- ADL：自立，独歩可能，夫と2人住まい
- かかりつけ歯科通院歴5年，上顎総義歯（残根上），下顎部分床義歯（前歯部計4本が残存）
- 4カ月ごとに定期的な歯科受診をしており，口腔衛生管理および義歯管理をしていた．鉤歯である下顎前歯は動揺度2程度で管理中であった．
- よく世間話をするなど性格は開放的で，これまで血液検査値などはお薬手帳に挟んで毎回持参するようにしていただいていた．

① ○月の来院時，ミホコさんは通常通りユニットに座り，いつも通りに担当医のテツヤ先生と簡単な挨拶をしました．テツヤ先生は義歯調整を開始し，特に会話なく平常通り義歯切削を行っていました．

ミホコさん：…あの…すみません…いつもの先生ですか…？　このままやってもらって大丈夫なんですよねぇ…？

テツヤ先生の心の声：（え！？　さっき普通にあいさつしたのに？）

テツヤ先生：あら，いつもの僕ですよ〜．最近，髪型変えたから違って見えちゃったかな，ごめんね〜（図1）．

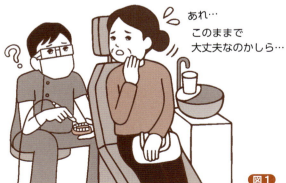

図1 いつもの歯科医院のはずが，戸惑い不安になった

6

テツヤ先生はマスクを取って顔を見せました.

ミホコさん：ああ…，やだ，なんだ，別の先生かと思っちゃった〜.

ミホコさんは，あははと笑い，通常通りその日の診療を終えました.

② ○＋4月の定期受診の際，ミホコさんが予約通りに来院しなかったため，受付から電話をかけました.

ミホコさん：あら，うっかりしてた！　これから行くわ.

ミホコさんは2時間遅れで来院しました．来院すると，明るく振舞っていました.

ミホコさん：悪いわね〜.

テツヤ先生の心の声：（あれ，上顎義歯は入ってるのに下顎義歯は装着し忘れてきちゃったんだ…）

テツヤ先生：下の義歯，どうかしましたか？

ミホコさん：慌てて来たから，洗面台に置いてきちゃった.

テツヤ先生の心の声：（義歯の調子をチェックしますってこの前予約取るときにお伝えしたんだけどなあ．それに，珍しく口腔清掃がよくないなあ．ミホコさんは丁寧にセルフケアされる人だったはずだけど…？）

この日は治療中の様子の変化はありませんでした.

③ ○＋8月の受診の際に，下顎前歯の動揺が著しく出血・排膿が生じてきたため，抜歯を検討することにしました.

テツヤ先生：う〜ん，頑張って残してきた歯ですが，そろそろA内科の先生と相談しながら抜く治療が必要と思いますが，どうでしょうか？

ミホコさん：そうね〜，取っちゃったほうが，気が楽かもね.

テツヤ先生：A内科に問い合わせの手紙を書くので，直近の検査や治療の内容を教えてください.

ミホコさん：最近，血液検査したけど，いや〜何も言われてないんじゃないかしら，薬は増えたの．でも多いし，アタシ自分で調整しながら飲んでるのよね〜，あはは！

テツヤ先生：そうですか…血液検査の結果用紙はもらいましたか？

ミホコさん：いつももらってるよ，ほら…，あら，あれ…おかしいな〜ここに入れたんだけど….

と，言いながら，なかなか見つけられない様子でした（図2）．

テツヤ先生の心の声：（鞄のなかにはメモなどの紙類がぐじゃぐじゃに入っているな…前はきちんとノートに病院からもらった紙をお薬手帳に挟んでいて，診療のときにみせてくれたんだけど…）

テツヤ先生：何か，別の病名増えたりとか，変わったことありました？

ミホコさん：え〜？　変わりないわよ….

と，あっけらかんと笑っていました．

テツヤ先生の心の声：（もしかして医師から受けた説明の内容が理解できていないか，覚えていないのかな？）

テツヤ先生：体の調子が悪くなると歯槽膿漏が悪くなることがあります．またその逆もあるので，主治医の先生にお手紙を書いてお渡ししますね（図3）．次にA内科に受診するときに持って行って，A先生からお返事をいただいてきてくださいね．

ミホコさん：わかりました．

④　同月，A内科からの返書（図4）を持参し，ミホコさんが来院しました．内服薬の飲み忘れなど，認知機能低下を疑わせる所見があったこと，またかかりつけのA内科の他にD総合医療センターに認知症の鑑別診断のため受診したこと，抗認知症薬が開始されたことの情報が得られました．また，A内科で血糖を測定したところ 200 mg/dL であり，飲み忘れについて服薬支援カレンダー（図5）を使用するよう指導をかかりつけ薬局で受けたとのことでした．

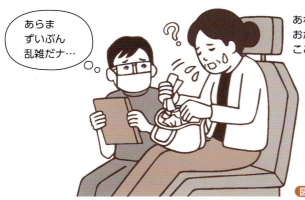

図2　乱雑な鞄，そして大事なものが見つからない

1 認知症の基本―歯科臨床での気付きと連携の芽　臨床の実際編

診療情報提供依頼

A内科医院　　　　　A歯科クリニック
A一郎先生御机下　　●●テツヤ
　　　　　　　　　　▲月▼日

患者　○○ミホコ様　79歳　女性

　平素より大変お世話になっております．高血圧，糖尿病，関節リウマチの診断名で，貴院で御加療されている患者様です．
　かねてより当院にて歯科治療を継続して行っており，近日中に抜歯を計画しております．抜歯の侵襲は軽度です．抜歯に際し，術中術後の留意点も含め，貴院での診断名，治療の内容をご教示いただければ幸いです．また直近の検査値等ございましたら，複写を頂けませんでしょうか．
　追記）最近の歯科診療中の出来事について，様子が変化したと思いますので，些細なことですがご報告申し上げます．
○月，診療中に急に不安な様子になられた．
○+4月，定期的な予約をお忘れになった様子で，歯科通院時も義歯を装着し忘れてこられた．
○+8月，日常の清潔行為が不十分，もの忘れの様子あり．内科処方薬剤を自己調節しているとのこと．血糖230mg/dL（食後2時間）でした．
　以上の様子から，状態の変化を危惧しております．診断名・薬剤の追加などございましたら，ご教示いただければ幸いです．よろしくお願いいたします．

図3 歯科から内科への手紙

診療情報提供書

A歯科クリニック　　　A内科医院
●●テツヤ先生　　　　A一郎
　　　　　　　　　　　▲月□日

患者　○○ミホコ様　79歳　女性
診断名　＃1．高血圧　＃2．糖尿病
　　　　＃3．関節リウマチ
　　　　＃4．認知症

　お世話になっております．
　○+3月にD総合医療センターに紹介受診し，認知症の診断を受けました．画像診断などで鑑別診断をしている最中です．現在は認知症に対しドネペジル塩酸塩3mgが追加となっています（処方同封）．
　内服薬による血糖管理が困難になってきていると考えています．貴院での抜歯日に合わせて血糖のコントロールを行いますので，3カ月程度先に抜歯日を設定できますでしょうか．抜歯の際に必要があれば抗菌薬の事前投薬をお願いします．直近の検査値を同封します．
　様子の変化を教えていただき感謝します．今後ともよろしくお願いいたします．

図4 内科から歯科への手紙

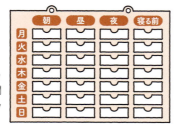

図5 服薬支援カレンダー
カレンダー型のウォールポケットの薬入れに日付け・飲む時間ごとに内服薬を分けてセットし飲み忘れを防止する

　ミホコさんはさほど普段と変化がない様子でしたが，口腔清掃状態は前回同様，よくありませんでした．

テツヤ先生：D総合医療センター行ったんですか〜，1人で行ったんですか？

ミホコさん：あ〜，だいぶ前ね，行きたくなかったけど，あはは．娘と行ったんだけど，あの子，一緒に住んでないからか心配しすぎよね．

テツヤ先生：へえ〜，MRIという機械の検査とかしたんじゃないですか？

ミホコさん：いろいろね．時間かかって大変だったわよ〜．でもまた行かなきゃいけないんだって．やだわ〜．

9

1章 認知症の基本と取り巻く制度

テツヤ先生：でもせっかくの機会だからきちんと調べてもらってきてください
　　　　　ね．ウチに来たとき，またいろいろ検査の様子教えてくださいね．

ミホコさん：まあ，娘も大きな病院でみてもらえば安心だからって言うし．経
　　　　　過は先生にもお話ししますね．

テツヤ先生の心の声：（抜歯日は炎症が落ち着いた時期にしよう．3カ月後く
　　　　　らいになるかなあ．その旨，A内科に診療情報提供書を再度作成しよ
　　　　　う．抗菌薬の前投薬については，臨時処方のため服薬カレンダーの適
　　　　　用が難しそうだから，飲み忘れる恐れもあるな．処置前に待合室で飲
　　　　　んでもらおう）

テツヤ先生：ミホコさん，抜歯までに歯肉の炎症を落ち着かせるように，2週
　　　　　間おきの予約にしませんか？　ミホコさんの担当衛生士さんのシホさ
　　　　　んに念入りにお口のなかをキレイにしてもらったら安心ですからね．

ミホコさん：そう？　じゃあ，そうするわ．

テツヤ先生：抜歯の当日は，早めに来ていただいて，待合室で術前のお薬を飲
　　　　　むことにしましょうね．

⑤　歯肉の炎症も落ち着き，抜歯日には前投薬のうえ，予定通り抜歯しました．

術中のテツヤ先生の心の声：（抜歯後の留意点を守れるか，ちょっと不安だな
　　　　　あ，念のためしっかり縫合して，義歯にも粘膜調整しておこう…）．

　抗菌薬と鎮痛薬の内服は通法通り処方しました．服薬支援カレンダーを持参
してもらい，そこに抜歯後3日間の歯科で処方した抗菌薬を足した状態としま
した．また，カレンダーのポケットに付箋を貼って，普段の処方＋歯科の処
方があることを忘れないような工夫をしました．
　抜歯翌日はA内科受診日ということで，抜歯を行ったことと口腔内の状態
についてなど診療情報提供を行いました．

┃解説

　本症例は糖尿病の管理不十分から認知機能の変化があったケースで，抜歯を
きっかけに認知症の診断に関わる情報が得られた例です．一連の出来事を振り
返ってみましょう．
　①〜③の時期では，歯科医師のテツヤ先生は，ミホコさんが認知症である
とは認識していない状態での出来事でした．①ではミホコさんにとって通院し慣
れているはずの歯科医院であるのに，なぜだか"知らない歯科医師なのではな
いか""このまま治療されていいのか""だまされるのではないか"などと，不

1 認知症の基本—歯科臨床での気付きと連携の芽

安になる様子がありました．スタッフがミホコさんの背後で，無言で作業していたことも影響しているかもしれませんが，もしかすると軽度の認知機能低下がある状態で非日常空間に取り残されたような感覚となり，不安になってしまった可能性があります．図4からは，この時期にD総合医療センター受診が検討されていたようですから，同居していない娘もミホコさんの日常生活の変化について，今までと違うという印象を受けた出来事があった恐れがあります．

②では，"予約を忘れた，電話してもらって，慌てて義歯を忘れて受診した"というエピソードです．義歯装着忘れについては必ずしも認知機能低下の影響とはいえませんが，このケースでは"歯医者さんに行く"ことに注意が向いてしまった結果，準備が不十分になってしまったと考えられます．次回以降は「義歯を入れて歯科に来てください」と強調する必要がありそうです．ミホコさんの明るく振る舞う様子は，抗認知症薬の影響である可能性も捨てきれませんが，取り繕い🔑として努めて明るく振る舞っていた可能性もあります．

③では，抜歯の判断をきっかけに内科疾患の管理について話したことで，服薬コンプライアンスの低下，医療情報の理解不十分，大事なものの紛失などの所見がみられました．かかりつけ医師と抜歯に関する診療情報提供書を交わすとともに，①〜③の時期の所見を報告することで，認知機能低下に関する医師からの情報を引き出す結果となりました．一般的に認知症の鑑別診断には時間がかかることも多く，鑑別診断が得られていない状態で歯科医師に情報提供するケースはまれです．認知症の専門病院でも，特に軽度では初診日に鑑別診断がつけられるわけではなく，数回・数カ月かかることも少なくありません．歯科医師が明確に他の疾患と初期の認知症を判別するのは難しいといえます．

したがってわれわれ歯科医師の取るべき行動は認知症を鑑別することではなく，患者の生活を支えるという立ち位置から，かかりつけ医師と適切な連携を行うことです．歯科医院での出来事をありのままに医師に伝えることは，生活の支援につながる重要な情報提供になります．

④，⑤の時期では，かかりつけ医師より得られた情報から，現状では高血糖と口腔内の感染のコントロールを重視することで十分抜歯可能と判断し，服薬コンプライアンスの低下に配慮し歯科医院でできる対策をして抜歯を行いました．認知機能低下は生活の困難が生じる状態ですから，イレギュラーな指示（このケースでは前投薬や抜歯後の注意）には，あらかじめ配慮しておく必要があります．必要に応じご家族にも連絡して協力要請する必要があるでしょう．

認知機能の低下による症状，抗認知症薬開始前後の症状の変化はさまざまな様相を呈します．ちょっとした様子の変化の記録が，医療介護連携につながることを念頭に診療を行うことが求められます．

（枝広あや子）

🔑**取り繕い**
認知症をもつ患者にとって自分の記憶にないことを他人に聞かれた際に，その場をうまく取り繕うために話のつじつまを合わせようとしたり，もっともらしい作り話をしたりすること．認知症による行動・心理症状の1つ．

1章　認知症の基本と取り巻く制度

2 認知症を取り巻く諸制度
―社会でいかに支えるか

学習編

ガイドラインでは
➡ **第2章** 参照

はじめに―認知症を支える諸制度

　認知症の方を支えるための社会諸制度・資源にはさまざまなものがあります.

　こうした, 多くの制度や仕組みをまとめる政策が「認知症施策推進総合戦略(新オレンジプラン)」であり,「地域包括ケアシステム」であるといえます.

　新オレンジプランは**図1**に示すような7つの柱があり, 以下にご紹介するさまざまな社会資源や制度も, この柱が示す目的を達成するためにあるといえます.

　本稿では, 認知症に関わる社会資源や制度 (**表1**) のうち, 医療に関わる事項や地域における支援体制について, ご説明します.

地域による支援と医療による支援

　歯科医療従事者にとって連携する窓口としては, 地域包括支援センターや地域の医療機関 (特に認知症サポート医) と, 認知症疾患医療センターが重要と考えられます. 以下に, 地域における支援とそれに関わる医療による支援を解説していきます.

1) 地域包括支援センター

　地域包括支援センター🔑は, 高齢者や家族の相談をワンストップで受けて必要なサービスへつなぐことや, 要支援の方や虚弱高齢者の介護予防ケアマネジメント, 権利擁護事業, 地域のネットワークづくり, 虐待の通報を受け付ける

🔑**地域包括支援センター**

地域包括支援センターは市区町村単位で, おおむね中学校区に1カ所程度に開設されており, 保健師または経験のある看護師, 社会福祉士, 主任ケアマネジャーなどの3職種で構成されるチームが配置されて支援事業を行っている.

---

(1) 認知症への理解を深めるための普及・啓発の推進
(2) 認知症の容態に応じた適時・適切な医療・介護などの提供
(3) 若年性認知症施策の強化
(4) 認知症の人の介護者への支援
(5) 認知症の人を含む高齢者にやさしい地域づくりの推進
(6) 認知症の予防法, 診断法, 治療法, リハビリテーションモデル, 介護モデルなどの研究開発およびその成果の普及の推進
(7) 認知症の人やその家族の視点の重視

図1　新オレンジプラン:7つの柱

2 認知症を取り巻く諸制度—社会でいかに支えるか 学習編

表1 認知症の社会資源・制度

政策	新オレンジプラン，地域包括ケアシステム
医療	かかりつけ医，認知症サポート医，専門医（神経内科医，精神科医） 認知症疾患医療センター（基幹型，地域型） 精神科病院（認知症治療病棟など） 医療機関内のソーシャルワーカー
介護	ケアマネジャー 認知症対応型デイサービス
地域	地域包括支援センター 認知症初期集中支援チーム 認知症サポーター 家族の会，本人の会，介護者の会，認知症カフェ
保険等	介護保険制度，精神保健福祉法，障害者総合支援法 成年後見制度，任意後見制度 日常生活自立支援事業（地域福祉権利擁護事業） 生活保護 高齢者虐待防止法
施設	グループホーム，特別養護老人ホーム，介護老人保健施設 介護付き有料老人ホーム
就労等	産業医，ハローワーク，道路交通法

窓口など，多彩な役割を果たしています．さらには，患者やその家族といった「個別支援」だけでなく，「地域支援」も重要な業務となっています．「地域支援」としては地域ケア会議の開催や認知症初期集中支援チームの取りまとめなどが主な役割となります．

専門職からの相談なども受けており，歯科医療機関として個別案件で連携をとることが可能な身近な機関であるといえます．

2）認知症疾患医療センター

認知症疾患医療センターには認知症を専門とする医師がおり，専門医療相談，鑑別診断，地域連携の推進，人材育成等を実施するために，都道府県が指定した認知症医療の中核となる医療機関です．基幹型・地域型・連携型の3類型があり，認知症の鑑別診断，周辺症状に対する相談などの専門医としての連携先の1つです．

3）認知症サポート医

認知症サポート医🔑は，以下のような地域における「連携」の推進役を期待されています．

1. 都道府県・指定都市医師会を単位とした，かかりつけ医を対象とした認知症対応力の向上を図るための研修の企画立案
2. かかりつけ医の認知症診断などに関する相談役・アドバイザーとなると

🔑 **認知症サポート医**
国が進める「認知症サポート医養成研修」を受け，認知症に関する専門的知識・技術をもって，かかりつけ医への助言や地域の認知症医療の中心的役割を担う医師が認知症サポート医．

1章 認知症の基本と取り巻く制度

ともに，他の認知症サポート医（推進医師）との連携体制の構築
3．各地域医師会と地域包括支援センターとの連携づくりへの協力

　地域において認知症サポート医のリストは公開されており，認知症のことで困ったときの相談先といえます．

4）認知症初期集中支援チーム
　認知症の方はしばしば医療・介護につながっておらず，自宅がゴミ屋敷になっていたり，しばらく生活の気配がせず，家のなかで倒れていたり，といったことが生じることがあります．認知症初期集中支援チーム🔑は，介護や医療の専門家によるチームで，家族や周囲の人からの訴えを受けて認知症が疑われる人を訪問し，下記のような支援を行います．

- ・認知症かどうかを評価し，適切な医療機関への受診を促す
- ・適切な介護サービスを提供する
- ・生活環境を改善し，ケアについて助言する
- ・介護者と情報を共有し，介護者の負担を軽減する

　名前の「初期」は疾患の初期ということではなく，初動（first touch）を指しており，包括的・集中的（おおむね6カ月）に関わり，本来の医療やケアチームに引き継いでいくことを目的としています．

5）認知症に対する医科歯科連携
　歯科の外来で認知症が疑われた場合や周辺症状などで困ったときは，かかりつけ医と相談して対応するのが基本ですが，かかりつけ医がいない場合には認知症サポート医や地域包括支援センターと相談するとよいでしょう．診断のための専門医への紹介は，認知症疾患医療センターやもの忘れ外来といった専門医療機関に紹介します．

介護保険と医療保険による支援とその他の制度

　ここまでは，地域における認知症患者への支援体制と，それに伴う医療における支援制度と連携の方法を紹介してきました．
　以下に，少し視点を変えて，認知症を支える制度として医療保険制度と介護保険制度，さらに資産管理を援助する成年後見制度などの制度を紹介します．

1）介護保険制度
　認知症の方は介護保険の1号保険者である65歳以上がほとんどです．しか

🔑 **認知症初期集中支援チーム**
このチームは，患者が地域での生活を維持できるための支援を早い段階で包括的に提供するための起点として位置づけられている．通常は地域包括支援センターや認知症疾患医療センターなどに配置されている．

2 認知症を取り巻く諸制度—社会でいかに支えるか　学習編

し，40〜64歳までの2号保険者でも，介護保険受給対象者となる特定疾患に「若年性認知症」が入っており，介護保険のサービスを受けることが可能です．

　介護サービスを利用するときは，介護認定で介護の必要度（要支援1・2もしくは要介護1〜5）の認定を受け，ケアマネジャーという介護の知識をもった専門家にケアプランを作成してもらいます．自宅で受ける介護サービスは種々ありますが，大きく通所系サービスと訪問系サービスに分けられます．通所系で認知症の人が多く利用しているのが，通所介護サービス（デイサービス）・通所リハビリテーション（デイケア）であり，さらに認知症専門の<u>認知症対応型通所介護</u>🔑もあります．

　訪問系サービスとしては，訪問介護（ホームヘルプ），訪問看護，訪問入浴介護，訪問リハビリテーションなどがあります．歯科衛生士による訪問歯科衛生指導も介護保険で行われ，居宅療養管理指導という項目で算定されます．

　施設サービスとしては，介護老人福祉施設（特別養護老人ホーム），介護老人保健施設（老健），介護療養型医療施設，介護付き有料老人ホーム，認知症に対応した<u>認知症対応型共同生活介護（グループホーム）</u>🔑などがあります．

　家族の病気やレスパイトなどのため，短期間入所して日常生活の介護や機能訓練を受けるサービスとしては，短期入所生活介護（ショートステイ）があります．小規模多機能施設は通いを中心としていますが，状況に応じて泊まりや訪問介護も利用できます．看護も組み込まれた看護小規模多機能施設というものもあります．

　介護保険ではさらに，福祉用具のレンタルや住宅改修費の支給も利用できます．

2）医療保険制度による訪問診療

　「訪問診療」を行う場合，医科も歯科も医療保険の枠内で行います．しかし，歯科衛生士の訪問による訪問歯科衛生指導は介護保険のなかでの居宅療養管理指導という項目で算定することになっています．訪問に当たっては歯科医の指示に基づいて行われるため，3カ月に1度の歯科医師の訪問によるアセスメントと指示書の発行が必要になります．歯科衛生士は指示を出す歯科診療所に所属していなければなりませんが，常勤である必要はありません．例えば，フリーランスの歯科衛生士が歯科診療所と非常勤契約を結んで訪問歯科衛生指導を行うことは可能です．

3）成年後見制度

　認知症など，判断能力が不十分な人を法律的に保護し支援する制度が成年後見制度です．本制度によって財産管理や契約等の支援をおこないます．本人の判断能力の程度により，3つに分類されます（<u>法定後見人</u>🔑）．

　「法定後見制度」とは別に，今は大丈夫だが，将来の判断力が不十分になっ

🔑 **認知症対応型通所介護**

認知症対応型通所介護は利用者定員が12名以下で，介護職員1人あたりの利用者人数が少ないので，一般の通所介護よりも人員体制が手厚くなっているのが特徴．

🔑 **認知症対応型共同生活介護（グループホーム）**

認知症対応型共同生活介護（グループホーム）は，少人数の共同生活で，食事・入浴など日常生活上の介護や機能訓練を行い，本人の能力に応じた自立した生活を営めるようにする．

🔑 **法定後見人の分類**

1. 後見…本人の判断能力がまったくない場合
2. 保佐…判断能力が著しく不十分の場合
3. 補助…判断能力が不十分の場合

1章 認知症の基本と取り巻く制度

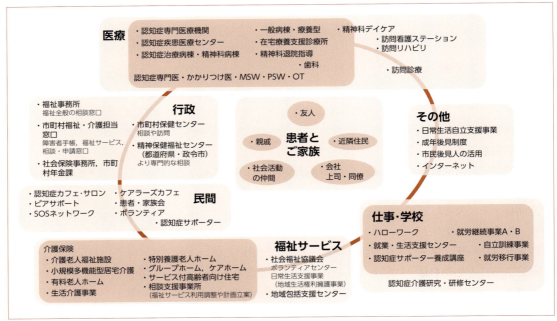

図2 認知症を支えるリソースマップ　　（日本在宅医療連合学会　インテグレーター養成講座資料より）

た場合に備えて指定しておく制度として「任意後見制度」があります．なお，医療行為の同意，保証人や身元引受人になることは成年後見人等の役割には含まれておりません．

専門職以外の認知症患者を支える仕組み

認知症患者を支えるのは専門家だけではなく，地域の住民による協力が非常に重要といえます．

1）認知症サポーター（オレンジリング）

「認知症サポーター養成講座」を受けた一般の人が「認知症サポーター🔑」となります．

2）家族の会・認知症カフェ

家族の会では，同じ立場にある本人や家族どうしが集まり，経験者にしかわからない介護の体験や悩みを話し合って共有することで，介護や生活の工夫を学んだり，サービスなどの情報を得たり，互いに励まし合ったりと，介護を続けていく助けになります．

また，認知症の本人だけでなく，家族，地域の人や専門家が気軽に集まれる場所として，「認知症カフェ」が催されている場合もあります．デイサービス

🔑 **認知症サポーター**
養成講座は，地域住民，金融機関やスーパーマーケットの従業員，小，中，高等学校の生徒などさまざまな方が対象．本サポーターとなることで，認知症に対する正しい知識と理解をもち，地域で認知症の人やその家族に対してできる範囲で手助けし，認知症高齢者等に優しい地域づくりに取り組んでいくことになる．

16

2 認知症を取り巻く諸制度—社会でいかに支えるか 学習編

などへは，"認知症の人"として行くのに対し，カフェには，"1人のひと"として，行きたいときに行くことができます．

　その他にも，地域によっては，徘徊に対する地域ネットワークの構築や，携帯電話を用いた徘徊者の発見方法，プレートの配布などもおこなわれています．

3）運転免許証について

　最近の高齢ドライバーの交通死亡事故が社会問題となっているのを受けてか運転免許証🔑の自主返納も増えてきています．

　認知症の方に対しては，その人に合った制度や資源を使っていくことになります．多種多様なものがあり，それらをうまく活用していくことが重要です．そのようなコーディネートをしていていく人材も必要であり，ケアマネジャーがおこなうこともあれば医療ソーシャルワーカー（MSW）がおこなうこともあります．図2に認知症に関連したリソースマップを示します．参考にしてください．

（木下朋雄）

🔑**運転免許証**
道路交通法は，運転者が「認知症」であると判明した場合，公安委員会は「運転免許を取り消す」，または，「免許の効力を停止する」ことができると定めています．これを行うことができるのは都道府県の公安委員会で，主治医ではない．運転免許証の更新を希望する75歳以上の高齢運転者に対しては，認知機能検査（通称「講習予備検査」）をおこなうことが義務づけられており，認知症の恐れがあるとされた場合には医師の診断が義務化されている．

1章 認知症の基本と取り巻く制度

2 認知症を取り巻く諸制度 ──社会でいかに支えるか

臨床の実際編

> ガイドラインでは
> ➡ 第2章 参照

　認知症になっても住み慣れた地域で安心して住み続けられるよう，各地域で認知症の正しい知識を普及し，認知症の容態に応じた適時・適切な医療・介護当等の体制整備が進められています．そうした「認知症高齢者等にやさしい地域づくり」の推進について，東京都豊島区に設置された「豊島区認知症施策推進会議」（以下，会議）における具体的な計画や実際の活動をご紹介いたします．

会議の概要と冊子『認知症ケアパス』

　会議は行政，地域包括支援センター職員，医療関係者で構成され，そのなかに歯科医師も含まれています．その会議でまとめたものに『認知症ケアパス』（以下，冊子）があります．この冊子は認知症とともに生きるための道標として，予防・備えの段階から認知症の進行に合わせて利用できる相談先や制度，サービスをまとめたものです．それぞれの分野から認知症の進行に合わせて利用できるサービスを洗い出し，表に整理したものです（図1）．

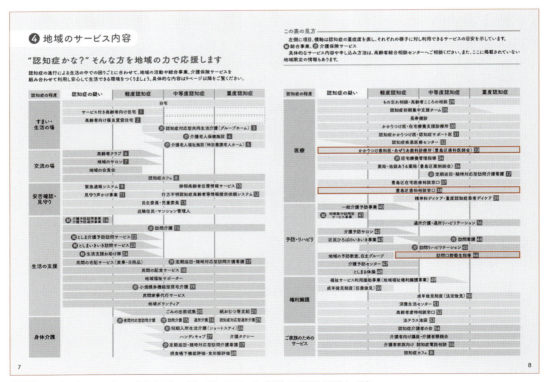

図1 認知症ケアパス（豊島区の例．線で囲った部分で歯科が関わる）

2　認知症を取り巻く諸制度—社会でいかに支えるか

臨床の実際編

歯科の関わりと『認知症ケアパス』の活用

　この表に取り上げられている歯科分野については，初期の認知症であればそれぞれの「かかりつけ歯科」で対応できますが，進行に合わせて対応が難しくなるようであれば豊島区口腔保健センター（あぜりあ歯科）や，認知症疾患医療センターの口腔外科を利用できるように案内されています．また，認知症が進行して摂食嚥下機能低下がみられる場合には摂食嚥下機能評価や食形態の調整，訪問口腔ケアなどのサービス内容についても案内されています．当地区では認知症の初期から重度まで地域で支える歯科関連サービスが整備されています．

　口腔保健センターの職員は全員，認知症サポーター研修を修了しており，なかには認知症サポーター🔑を養成するキャラバン・メイト🔑も在籍していて，認知症患者への対応に習熟しています．また，口腔保健センターは区内のグループホームや特別養護老人ホームに入所中の中・重度認知症の方への訪問歯科診療も担っています．特に，認知症を有する入所者への食事介助では施設職員とともに食事観察を行い，食形態や介助方法などをアドバイスするミールラウンドを定期的に行っています．

　一般歯科診療室の場合には，認知症の疑いや軽度認知症の方が来院されることが多いかと思われます．この冊子はすべての歯科医師会会員診療室に配布しており，冊子のなかには「気づきチェックリスト」があります（図2）．これを患者さんが待合室で待っている間に自分で行ってもらい，心配な点があればご相談いただき，地域のもの忘れ相談や医師会の「認知症かかりつけ医・認知症サポート医」を紹介しています．歯科医院側も「認知症かかりつけ医・認知症サポート医」と連携しながら歯科診療に取り組むことができ，安心な診療につながっています．他にもさまざまなサービスが掲載されていますので，歯科診療室で患者から相談があった場合にも案内でき，重宝しています．

多職種の連携

　また，家族からの相談で認知症の疑いがあるが，なかなか医療や介護に結び付けることが難しいような場合は，「認知症初期集中支援チーム」を紹介し，地域包括支援センターへの相談を案内しています．「認知症初期集中支援チーム」は認知症専門医を含めた複数の専門職で構成されており，医療受診へのサポートや個々に合わせた生活支援の提案などを行います．ケースによっては口腔保健センター職員もスポット的にこの支援チームに加わる場合があり，口腔や栄養に関する事項へのアドバイスを行っています．

　認知症の疑いや軽度認知症の方で独居や高齢者世帯の方には，地域の「認知症カフェ」を案内する場合もあります．「認知症カフェ」とは認知症の方やそ

🔑**認知症サポーター**

　認知症サポーターとは，認知症に関する正しい知識と理解をもち，地域や職域で認知症の人や家族に対してできる範囲で手助けをする人のこと．特別な職業や資格ではなく，サポーターは自分の日常生活のなかで認知症への理解と支援の心をもって行動する．

🔑**キャラバン・メイト**

　キャラバン・メイトとは，認知症サポーターを養成する「認知症サポーター養成講座」の企画・立案を担い，講師役を務める．キャラバン・メイトになるためには都道府県や市町村等が実施する「キャラバン・メイト養成研修」を受講する必要がある．

19

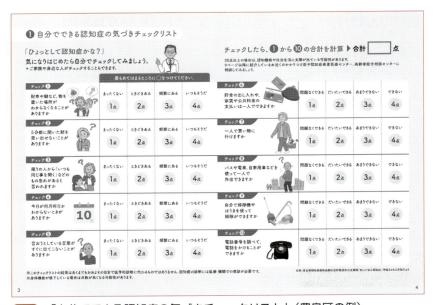

図2　「自分でできる認知症の気づきチェックリスト」（豊島区の例）
　　　　（東京都福祉保健局高齢社会対策部在宅支援課「知って安心認知症」より）

の家族，地域住民などが集い，交流を図りながら認知症関連の情報を共有し理解を深める場です．閉じ込もりを防ぎ，社会参加を促す場としても有用です．いくつかの「認知症カフェ」では口腔保健センター職員が参加して口腔ケアや健口体操などの勉強会も開催しています．

　訪問歯科診療で患者宅へ伺うこともありますが，ゴミ屋敷のようであったり，残薬が多かったり，あるいは通販で購入したと思われる同じものがいくつもあるなどのケースが見受けられる場合があります．その際は担当ケアマネジャーや薬局，地域包括支援センターへの連絡や「高齢者見守りホットライン」への通報を行っています．また．なかには介護放棄などの虐待が疑われるような場合もあり，「高齢者虐待相談窓口」への通報も，まれではありますが行っています．

ICTの活用

　当地区では訪問診療を行う際は関連職種との情報共有のために，情報通信技術（information and communication technology：ICT）を活用した多職種連携を行っています．具体的にはMCS（メディカルケアステーション®）を導入しており，医療機関，介護事業所などとネットワークを構築しています．特に医師会，歯科医師会，薬剤師会は「在宅医療相談窓口」，「あぜりあ歯科診療所」，「あうる薬局」とそれぞれに拠点を有しており，ここがハブとなって個々の医療機関・介護事業所どうしを効率よく結び付けています．MCSは

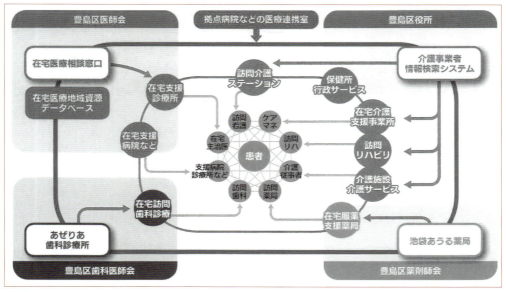

図3 豊島区医療・介護ネットワーク

グループ間の連絡に使えるだけでなく，患者ごとのタイムラインを主治医の責任で立ち上げ，そのなかでその患者に関わるさまざまな職種が情報共有することができます．認知症の方の日常生活に接する時間の少ない歯科の場合，家族や施設スタッフ等身近な方々との情報交換，連携が非常に役立ちます．事前に情報を得て，その方の記憶障害，周辺症状をある程度把握したうえで事前準備をして診療に当たることができるので，リアルタイムに患者情報が得られるICTは非常に有用です．

図3に示すように，当地区では多くの社会資源がMCSによって結び付けられています．特に患者を中心にした最も内側の連携サークルでは患者に直接関わる多職種のみが患者の個人情報に接することができ，その情報を共有するのにMCSが活用されています．

> **Point**
>
> 個々の歯科診療室での認知症対応力を高めることも重要ですが，地域で支えるという視点をもつことも必要です．それぞれの地域でどのようなサービスがあるか，あるいは歯科としてどのようなサービスが提供できるか洗い出す作業を行い，それを広く住民に周知することが望まれます．また，認知症サポーター養成講座でも基本的内容にそれぞれの専門的見地から内容を盛り込むことも可能なので，歯科関係者がキャラバン・メイトになり口腔関連情報を多くのサポーターに理解してもらう啓発活動も必要と思われます．

（高田　靖）

1章 認知症の基本と取り巻く制度

2 認知症を取り巻く諸制度
——社会でいかに支えるか

歯科医師会の取り組み

ガイドラインでは
➡ 第2章 CQ4-2 参照

地域単位で進められていた歯科における認知症対策は，「認知症施策推進総合戦略（新オレンジプラン）」により，平成28（2016）年度から早期診断・早期対応のための体制整備を目指して「歯科医師認知症対応力向上研修事業」が位置づけられ，その推進に拍車がかかっています．本稿では，こうした研修事業について，解説をしていきます．

歯科と認知症患者の関わり

認知症の人およびその家族に対しては，歯科治療への不安に対応した環境整備や，治療内容の理解を促進するための説明，歯科治療中の不安を予測した治療上の配慮，治療中の観察とストレスの軽減を図る対応など，いつでも安心して歯科受診できるよう，ストレスや不安を軽減するためのリスクマネジメントが不可欠です．また，認知症は進行する病気であるため，継続的な口腔管理が必要となります．その進行過程において，関わる人々や職種も変わり，また認知症の人自身の社会的状況も変化していきます．さまざまなステージが移り変わるなかで，シームレスな歯科診療を行うためのアプローチの基礎として，「認知症のステージごとでの家族・介護者教育と認知症の人の歯科的ニーズのアセスメント」と「歯科医療機関と社会的インフラに適合した状況判断や治療計画立案や説明，指導」が重要となります．そして，認知症の人を取り巻く専門職などの協力なくしては，認知症の人の生活も，口腔管理もなしえないことはいうまでもありません（図1）．

歯科医師認知症対応力向上研修事業について

本研修の標準的なカリキュラムは，認知症の患者本人とその家族を支えるために必要な基本知識や，医療と介護の連携の重要性等の習得に向けた1）基本知識，2）かかりつけ歯科医の役割，3）連携と制度であり，それぞれに到達目標を設定し，歯科治療現場を想定した動画も取り入れられています（図2）．

「新オレンジプラン」においては，令和2（2020）年度末までの研修受講者数として，歯科診療所の約1/4の歯科医師数にあたる2.2万人を目標に設定されていますが〔平成29（2017）年度末現在で受講者数は約0.8万人〕，研修の在り方については，「研修受講の対象者を歯科衛生士，受付等のスタッフまで拡大する」，「研修プログラムにつき，アドバンストコース等を設けて幅をもたせる」など，いくつかの課題が残っています（図3）．また，治療方

2 認知症を取り巻く諸制度—社会でいかに支えるか　歯科医師会の取り組み

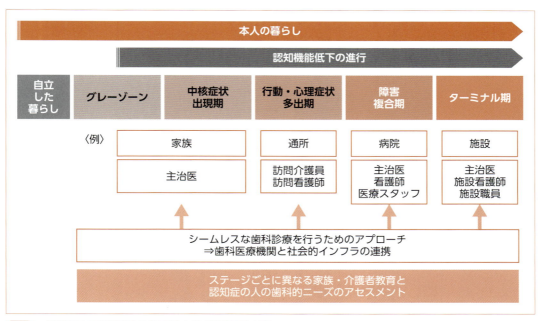

図1 継続的な口腔管理の必要性と治療計画の立案

①**基本知識**
　▽認知症の現状および病態やその特徴の理解
　▽認知症診療・ケアの概要とプロセスの理解
②**かかりつけ歯科医の役割**
　▽かかりつけ歯科医の役割の理解
　▽認知症の人（疑いを含む）の認知機能障害によって生じる症状の理解
　▽症状に配慮した歯科医療の実施
　▽スタッフ教育および歯科医院全体での患者・家族の支援
③**連携と制度**
　▽認知症の人を地域の連携体制で支える仕組みとかかりつけ歯科医の役割の理解
　▽介護保険制度のサービスの本人・家族への説明
　▽成年後見制度，高齢者虐待防止法等の権利擁護に関する制度の概要説明

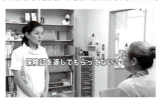
受付でのシーン（動画）

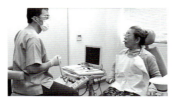
診療室でのシーン（動画）

図2 研修内容とその到達目標（標準的なカリキュラム）

針・内容・費用への理解が得られにくいことをはじめ，認知症特有の治療や患者・家族に関する困りごとに対応していくことも必要になります．

> **研修への導入が望まれる主な項目**
> ○ユマニチュード® ケア
> ○実際の臨床であったさまざまな事例と具体的・実践的な対応
> ○認知症患者の様態に応じた，患者・家族への具体的対応
> ○地域における多職種連携の在り方と実際の連携
> ○トラブル対処法
> ○中等度から重度の患者への具体的対応
> ○認知症患者への具体的な口腔ケア・摂食等のポイント
> ○認知症患者と日々接している者の体験談
> ○食事支援，摂食嚥下障害，薬剤性の認知障害
> ○歯科訪問診療への対応
> ○認知症の種類に応じた対応
> ○認知症関連施設における対応の状況
>
> **研修の在り方に関する主な項目**
> ○歯科衛生士，受付等のスタッフ向けの対応研修の実施
> ○上級編（スキルアップ研修）の導入
> ○DVD の配布または販売・貸出し
> ○定期的な実施（複数回の実施）
> ○サテライト研修，事例報告会・事例検討会の実施
>
> ---
> 【参考】平成 30 年度診療報酬改定において，「か強診」の施設基準に，選択要件の1 つとして「認知症対応力向上研修等，認知症に関する研修の受講」が新設

図3 認知症対応力向上研修に関する主な課題（平成 29 年度受講者アンケート結果より）

おわりに

　日本歯科医師会としては，研修の普及・啓発に加え，厚生労働省等の調査・研究事業への参画などを通じて，研修教材の改訂や，軽度認知症を有する者等への口腔機能管理による認知症重症化予防の効果等についての検証，ガイドラインの作成等に取り組んでいます．そして，諸課題を解決しながら，研修等を通じて歯科医師がさらに研鑽を積んでいくことはもちろん，その先にある認知症の人およびその家族の「笑顔」のために，地域行政を含めた関係職種が有機的に連携して「顔の見える関係」が構築できるよう取り組みを進めていきたいと考えています．

（小玉　剛）

2章

認知症の
患者さんに対する
接遇とケア

2章　認知症の患者さんに対する接遇とケア

1 ｜ 接遇について

学習編

ガイドラインでは
➡ 第3章 参照

　かかりつけの歯科医院だからこそ，認知症の発症前から患者さんのことを知り，認知症による言動の変化にも早期に気づくことがあるのではないでしょうか．認知症の患者さんとその家族が可能な限り住み慣れた地域で暮らし続けることができるように，早期に必要なサービスにつながるように環境を整えていくことが大切です．

　本稿では，認知症の患者さんが歯科医院を受診するときに起こりがちな困りごとと，その言動の背景にある認知症の病態を踏まえた意味を記載し，それに対して受付スタッフや歯科衛生士がどのように対応すればよいかを考えます．

認知症の発症による患者さんの変化に早期に気づくために

　認知症を発症しても，患者さんの長年にわたる価値観など本質的な部分は変わるものではありません．しかし，表1に示すように，認知症による意欲・関心の低下や注意障害によって，オシャレだった人がボサボサの髪や汚れた服で来院する，記憶障害や実行機能障害によって歯磨きを忘れて口臭が強いなど，身だしなみの乱れで異変に気づくことがあるでしょう．さらに，見当識障害によって予約日時を間違えたり，診察券や保険証を忘れたりすることがあります．本人は自尊心を保とうとして「困っていない」と言うかもしれませんが，まずは不安そうな表情や落ち着かない様子が見られるときには，親身になって声をかけてみてください．解決の糸口がすぐに見つかることもあります．

　また，家族に連絡・確認したり，身寄りがない場合には地域包括支援センターや認知症初期集中支援チームなどに連絡したりして地域のサービスにつなげ，本人が住み慣れた地域で過ごしていくための支援が必要となります．その意味でも，歯科医院のスタッフは地域のサービスに精通し，連携しておくことが必要でしょう．

1　接遇について 学習編

表1　歯科医院における患者さんの「認知症」による言動の変化 − 早期発見・対応のために

1．受付・待合室

1）予約や会計に関わる困りごと

・予約日時ではない日時に来院する，または予約日時に来院しない
・予約日を伝えた数分後に，「次はいつでしたか」などと尋ねる
・次回の予約や会計をせずに帰ろうとする，未払いだが「お金を払った」と思い込んでいる
・計算力の低下により，会計時に小銭があっても紙幣（1万円札など）で支払う

2）保険証・診察券等の紛失や忘れ

・保険証や診察券を持たずに来院する
・返却した保険証や診察券が返却されていないという

3）身だしなみの乱れ

・身体：髪の乱れやべたつき，爪が過度に伸びている．男性では髭を剃ってない，女性では化粧していた人がしなくなる，体臭が強い
・服装：衣服の乱れや汚れ，ボタンの掛け違い，服が裏返し，季節にそぐわない服装，服と靴がちぐはぐな組み合わせ

4）口腔セルフケアの低下

・口臭が強い．歯が汚れたまま来院する
・義歯を入れずに来院する

5）待合室で待っている間の不安

・ずっと座っていられず，不安そうに立ったり座ったりを繰り返す．またはぼーっと座っている
・何度も同じことを聞く．同じ話を繰り返す

6）トイレでの排泄に伴う困りごと

・トイレの場所がわからずウロウロする
・トイレで排泄を済ませた後，排泄物を流さないで出てくる

7）帰宅に際しての困りごと

・他人の靴を履いて帰ろうとする
・慣れた道でも迷い，家に帰ることができない

2．診療室

1）治療前の困りごと

・デンタルチェアに座ろうとせずに立ったままでいる
・診療していないのに帰ろうとする．不安そうな表情で待っている
・問診への返答に適切性を欠く
・口を閉じたまま，なかなか開こうとしない

2）治療中の困りごと

・診療中に，突然立ち去ろうとしたり，怒り出したりする
・診療行為を自身の手で止めようとしたり，大声で「やめて〜」などと叫ぶ
・開口状態を保持できない
・施術者の指示に従えない（「口をゆすいでください」などと伝えても戸惑い，行動を起こせない）
・外した義歯を装着する際に戸惑う．義歯の上下・前後が間違ったまま装着しようとする
・治療に関する説明に対して，きょとんとしている．もしくは「はい，はい」とわかったように取り繕う

2章 認知症の患者さんに対する接遇とケア

ガイドラインでは
➡ CQ5-8 参照

認知症患者さんの「受付・待合室」での困りごととその対応

　表2（30 ページ）に，歯科医院で起こりやすい受付や待合室での認知症患者さんの困りごとについて，考えられる背景とその対応の一例を示します．大切なことは，認知症患者さんの視点に立ち，彼らが困らないように接したり，わかりやすく表示を工夫するなど「環境」を整えることです．何度も同じことを尋ねる場合には「気になっていること」と捉えて，本人が納得・安心できるように，視覚的にも確認できるような伝達方法の工夫が必要です．

　認知症とは「状態」を示す用語であり，70 種類以上にも及ぶ原因疾患があります．認知症の原因疾患によって脳の障害部位が異なるため，認知機能障害も異なり，結果として本人の困りごとが異なることになります．

　例えば，軽度のアルツハイマー型認知症では，地誌的障害によって通い慣れた道にも迷うために歯科医院へ通院できなくなることや，計算力の低下によって小銭があっても金額不足で迷惑をかけないよう紙幣で支払うこと，実行機能障害や失行により排泄物を流さずにトイレから出てくることなどがあります．一方，軽度のレビー小体型認知症では，アルツハイマー型認知症とは異なり記憶障害がほとんどないため，予約日を覚えており，単独で公共交通機関を使い歯科医院へ通院できます．しかし，認知機能の変動や幻視・妄想などの症状出現時には通院できなくなる場合があります．このように認知症の原因疾患によっても関わり方が異なります．なお，認知症の診断がなされていない場合でも病態の理解を深めておくことで，患者さんの困りごとに対応しやすくなります．大切なことは，認知症患者さんがどうすれば安心できるかを考えてみることであり，それによって対応法を見出すことができます．

ガイドラインでは
➡ CQ4-2
**　CQ4-3 参照**

認知症患者さんの「診療室」での困りごととその対応

　表3（31 ページ）に示すように，持続性注意障害や記憶障害がある認知症患者さんでは，治療中に開口し続けていることが難しい場合があります．また「咬んで」，「口を開けて」などの聴覚的理解が難しいため，言葉だけに頼らず五感を活用して歯科衛生士が口を開けてモデルを示して真似てもらったり（モデリング），イラストや写真で視覚的に伝えたり，オトガイに軽く指を触れることが開口のきっかけにするなど，安心して治療を受けられるための支援が必要になります．

　また前頭葉の萎縮があると，何をされるのかわからないという不安から，突然立ち去ろうとすることがあるかもしれません．マスクを外して優しい笑顔で，「自分（施術者）が誰であるのか」，「前回の治療では何をしたのか」，「これから

28

1 接遇について

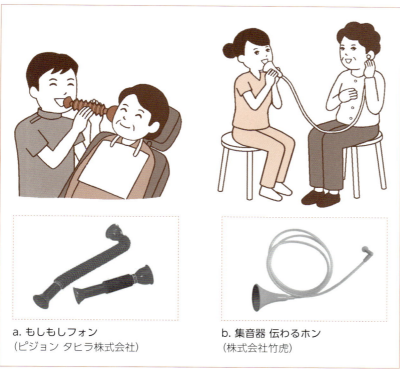

a. もしもしフォン
（ピジョン タヒラ株式会社）

b. 集音器 伝わるホン
（株式会社竹虎）

図1 難聴のある認知症患者さんとの会話ツール

何をするのか」，「患者さんにどう協力を得たいのか」など，その都度，患者さんに届く言葉を選んで，安心できるように説明を加えます．なかには手の温もりに安心感を覚える方もいます．さらに，高齢者では視野の狭まりや聴力の左右差がみられることがあります．このため話すときには視界に入る位置で視線を合わせ，聞きやすい側の耳で，図1に示すような会話ツールを活用するなど，加齢による生理機能の低下に配慮して，本人に確実に伝わるように支援します．

失行によって物の上下や前後の向きがわからなくなる患者さんには，義歯の持ち方や挿入方向を支援することで，その後は自分で義歯の装着が可能になります．さらに，歯科治療では痛みや不快な音を伴いやすいため，情報処理能力が低下している認知症患者さんにとってはストレスが一層大きくなります．したがって，事前に心構えができるように対応していくとともに，好きな音楽を聴けるようにしたり，笑顔で世間話をするなどの，その患者さんにとって安心して治療を受けられる環境づくりが大切です．

（山田律子）

2章 認知症の患者さんに対する接遇とケア

表2 「受付・待合室」での認知症患者さんの困りごと，考えられる背景，対応例

認知症患者さんの困りごと	考えられる背景	対応例
1．予約や会計に関する困りごと		
1）予約日時ではない日時に来院する	1）2）記憶障害や見当識障害によって日付や予約日時がわからなくなる	1）間違った予約日時に来院した場合，可能な処置（予定の治療が難しくても口腔ケアなど）で対応する．対応が難しい場合には「せっかくお越しいただきましたが，今日は大変混んでいて長い時間，お待たせすることになるので，別日の空いているときに予約を入れますね」など，次回の予約に関して本人と相談する
2）予約日時に来院しない		2）3）予約日時を忘れることを繰り返す場合，予約日を見やすく記載したカード等を渡し，本人が確認できる工夫，来院しやすい曜日と時間帯があれば固定し習慣化，近所に通院者がいれば一緒に来院できるような調整，予約当日の確認の連絡など，本人が通院できるように工夫する
3）予約日を伝えた直後に，「次はいつでしたか」等と尋ねる	3）近時記憶障害により予約日を伝えられたこと自体を記憶できないが，次の予約を確認しようとする力に着目する	
4）次回の予約や会計をせずに帰ろうとする．未払いだが「お金を払った」と思い込んでいる	4）次回の予約や会計まで思考が及ばない．会計したと思い込んでいると，思考の修正が難しい	4）治療後，認知症患者さんを「受付」近くの待合室の席へ案内し，「またお呼びしますので，○分ほどお待ちいただけますか」など次に何をするかを伝える．可能な限り待ち時間を少なくする方法も検討する
5）小銭があっても紙幣（金額が大きい1万円札など）で支払う	5）計算力の低下により，おつりの計算が難しいため，本人なりに迷惑をかけないよう金額が大きい紙幣で支払い，小銭が貯まっていく	5）もしも数百円の支払い時に，1万円札などで支払おうとした場合，硬貨（100円硬貨など）もしくは紙幣（千円札）を実際に見せながら「これと同じものが○枚あると，大変助かります」など，本人が支払いやすいように支援する
2．保険証・診察券等の紛失や忘れ		
1）保険証や診察券を持たずに来院する	1）近似記憶障害や注意障害により，保険証や診察券を紛失したり，自宅に忘れたまま来院することがある	1）保険証や診察券は帰る際に1枚ずつ確認しながら返却する．その保管法を本人と話し合い，返却時に保管までを一緒に確認するなど，自尊心に配慮しながら親身に対応する．保険証等や次の予約日がひと目でわかるクリアケース付きノート（本人が確認するための日時と診療内容の簡単なメモ書き）や，暖色系の目立つ色のケースなど，グッズを活用することによる工夫も検討する
2）返却した保険証や診察券が返却されていないと言う	2）返却されていないと思い込んでいるときは思考の修正が難しく，間違いの指摘は逆に怒りや不信感につながる	2）保険証等を本人が返却されていないと思い込んでいる場合には，「大変失礼しました．こちらで探してみます」等，本人がまずは安心・納得できることを最優先に対応する．少し時間が経った後，本人に「お待たせして申し訳ないので」と探しておく旨を伝えて，帰宅できるように支援する
3．待合室で待っている間の不安		
1）待合室で椅子に座っていられずに歩き回ったり，不安そうな表情で立ったり座ったりを繰り返す．または，ぼーっと座っている	1）見当識障害等によって，どうしてよいかがわからず不安で落ち着かなかったり，幻覚・妄想などに脅えていたり，ぼーっと座っているときは，思考が停止していることがある	1）落ち着かず不安な様子やぼんやりとした状態が見られた場合には，本人に「どうされましたか」と受付スタッフから尋ねて，困っていることに対応する．必要に応じて静かな落ち着く空間で話を聴く．特に，レビー小体型認知症による幻覚（幻視・幻聴）や妄想等は，親身な対応で消失したり，時にハンガーなどが人に見えるような「錯視」の場合には，刺激物を除去することで解決できることも多い．なお，落ちつきのない行動が，排泄のサインであることもあり，その場合には下記の排泄支援を参照
2）何度も同じ内容を繰り返し尋ねる．同じ話を繰り返す	2）近時記憶障害により数分前に尋ねたことを記憶できずに何度も尋ねることがあるが，それほど本人が気にしていると解釈する	2）本人が安心・納得できるような言葉の選択や，紙に書き何度も本人が確認できるように工夫する．一方で，好みの音楽やDVDの視聴，得意な話題，好きな写真集や雑誌を見るなど，思考を切り替えることができ，楽しく集中できる作業を行ってもらう．時に，テーブルを拭くなど本人が実施でき，必要とされていると思える作業で，スタッフからの感謝の気持ちが伝わると，来院が楽しみになることがある
4．トイレでの排泄に伴う困りごと		
1）トイレの場所がわからず，待合室をウロウロと歩き回る	1）見当識障害によりトイレの場所を見つけられない一方，尋ねることもできず歩き回っていることがある	1）時に「トイレ」という言葉に反応して怒りを露わにする患者さんもいるため，トイレの前でさりげなく「寄られますか」などとトイレの表示を手で示したり，ドアを開けてトイレであることを目で確認できるようにするなど自尊心に配慮することで，スムーズにトイレでの排泄ができる場合がある
2）トイレで排泄を済ませた後，排泄物を流さないで出てくる	2）実行機能障害により一連の排泄動作の遂行ができない，失行によりトイレの水の流し方がわからずに排泄物を流さないでトイレから出てくることがある	2）自動洗浄トイレではない場合には，水洗レバーやボタンをわかりやすい色や矢印で表示するなど環境を整えるほか，認知症の患者さんがトイレで排泄を終えた後，別の患者さんが使用する前にさりげなく後始末を行う

1 接遇について 学習編

表3 「診療室」での認知症患者さんの困りごと，考えられる背景，対応例

認知症患者さんの困りごと	考えられる背景	対応例
1. 治療前の困りごと		
1) デンタルチェアに座ろうとせずに立ったままでいる	1) 見当識障害によりどうしてよいかわからなかったり，失認・失行により通常とは異なる椅子の形状でどう座ってよいかわからない	1) 待合室まで迎えに行き，視線を合わせて笑顔で「歯科衛生士の○○です」と挨拶して安心感をもてるように接したうえで，これから何をするのか本人に届く言葉で伝え，デンタルチェアに座るまで誘導する．座る際に戸惑っている場合には，座る動作を分割して手で示しながら支援する
2) 診療していないのに帰ろうとする，不安そうな表情で待っている	2) 記憶障害や見当識障害により，自分がなぜここにいて，何をしに来たのかわからず不安な気持ちになり，居たたまれなくなると帰ろうとする	2) 歯科治療を開始するまでの間，前回はどんな治療をして，今回はどんな処置をするのかなど，わかりやすく伝える．それでも不安な表情でいる場合には「何かお困りですか」などと尋ね，不安な気持ちに共感（「〜が不安だったのですね」など）し，対応する
3) 問診への返答に適切性を欠く	3) 質問内容や言葉が理解できなかったり，難聴により聞こえていなくて適切に返答ができない	3) 視線が合い患者さんの聞く心構えができたうえで，聞きやすい側の耳に配慮して，本人に伝わる言葉を選び，写真や現物などの視覚情報も活用しながら，本人に確実に伝わるように支援する
4) 口を閉じたまま，なかなか開こうとしない	4) 見当識障害や失認などにより，今は何をするのか，どうしたらよいのかが理解できていないために口を閉じたままでいる	4) 言語だけに頼らず五感を活用して歯科衛生士が口を開けてモデルを示して真似てもらったり（モデリング），イラストや写真で視覚的に伝えたり，オトガイに軽く指を触れることによって開口のきっかけをつくるなど，本人が理解できる方法で伝える
2. 治療中の困りごと		
1) 診療中に，突然立ち去ろうとしたり，怒り出したりする	1) 大脳皮質前頭前野の萎縮により，ストレスを抑制できずに突然立ち去ろうとしたり，わからないことによる不安に耐えられず，その行動を他者が制止しようとすると怒ることがある	1) 患者さんの不安な表情などに留意するとともに，患者さんが記憶障害や見当識障害によってどんなことに不安を感じているのか推察したり尋ねたりしながら，安心できるように関わる．患者さんがリラックスできるように，治療前からの好みの音楽やテレビの視聴が有効なこともある
2) 診療行為を自身の手で止めようとしたり，大声で「やめて〜」などと叫ぶ	2) 何をされるのか認識できていない状況では，他人の指や器具が口に入る恐怖から施術者の手を止めたり，恐怖から助けを求めて叫ぶ場合もある	2) 何をするのか理解できる言葉を選んで伝え，本人の理解を得たうえで，口唇に優しく触れて声をかけながら治療に入る．患者さんにとって安心できるスタッフ（慣れるまでは家族）が，患者さんの身体に触れたり，手を握ったりする．これらによって温もりを伝え，そばで支えながら，次に何をするのかを説明し，患者さんが心構えをできたり，協力できるような支援を行う
3) 開口状態を保持できない	3) 持続性注意障害や記憶障害により，治療中に開口し続けていることが難しい．また，加齢による筋力低下から，開口保持による疲労もある	3) 上記 2-2)のもと患者さんが開口状態を保持できるよう励ましたり，つらそうなときには一度，閉口できるよう声かけや口唇を指で触れ合図しながら，患者さんが治療に協力できるように支援する
4) 施術者の指示に従えない（「口をゆすいでください」などと伝えても戸惑い，行動を起こせない）	4) 「咬んで」「口を開けて」など言葉による理解が難しいため，言葉だけの指示では，どうしてよいかわからず行動を起こせない．さらに難聴があると，そもそも聞こえていなかったり，さらに理解にも影響して行動を起こせないことがある	4) 対応例の上記 1-3)と 1-4)を参照．図1（29頁参照）のような会話ツールを活用しながら，しっかりと患者さんに説明の声が届くように配慮する．また，例えば洗口時は，歯科衛生士が洗口のモデルを示したり，イラストで何をするか伝えたり，コップを手渡してもユニットの洗面器での洗口後の吐き出しが難しい場合には，ガーグルベースンなどの道具を活用する
5) 外した義歯を装着する際に戸惑う，義歯の上下・前後を間違ったまま装着しようとする	5) 失行により上下・前後がわからなくなるが，適切な向きと持ち方の支援があれば，（習慣化された行為ならば）手続き記憶により行為の続きは行える	5) 義歯の持ち方や挿入方向を支援すると，これまで義歯の脱着をやってきた患者さんであれば，その後の義歯装着は可能である
6) 治療に関する説明に対して，きょとんとしている．もしくは「はい，はい」と理解を取り繕う	6) 説明内容を理解していなかったり，社会性が保たれているがゆえに，相手に迷惑をかけまいとその場を取り繕うような返答をする	6) 患者さんにしっかりと伝わるように，対応方法は上記 2-4)同様である．なお，聴力が低下している患者さんでは，周囲が騒がしいと聞き取れないため，静かな環境下で伝える．話す際の環境づくりが大切である

2章 認知症の患者さんに対する接遇とケア

1 接遇について

臨床の実際編

「認知症」と聞くと，"どのように接したらよいか分からない"といった戸惑いを感じる方も多いと思います．本稿では，一人の患者さんの事例を挙げ，場面ごとの対応について解説していきます．

🔑 **Mini-Mental State Examination（MMSE）**
認知機能検査の1つ．30点満点で，点数が低いほど認知機能が低下していることを示す．

🔑 **記憶障害**
何かの名前や体験した出来事を憶えていること，それらを思い出すことが障害された状態．認知症では最近の記憶が特に障害される．

ガイドラインでは
→ CQ4-1 参照

CASE 歯科治療に対する恐怖心や不安感が強く，拒否感が強い患者

- アキコさん，89歳，女性，アルツハイマー型認知症
- 上の入れ歯が合わないことを主訴に家族と来院
- 要介護2，デイサービス利用中．
- 初診時の Mini-Mental State Examination（MMSE）🔑は 7/30 記憶障害🔑が顕著で，集中が削がれると今まで話していた内容も忘れてしまう程だった．
- 簡単な日常会話は可能だが，治療の説明などの理解は困難であった．

歯科治療計画に必要な情報

1）待合室での様子

記憶障害が進行しているため，自身がなぜ歯科にきているかも忘れてしまい，待合室ではいつも不思議そうに周囲を見回しています．スタッフが治療室まで案内しようとすると，不安な顔で「どこに行くの？」，「何をするの？」と質問し，行くのをしぶる様子がありました（図1）．

2）治療室での様子

治療室に移動しても器具の準備や義歯の調整などの作業で沈黙になる時間が数分でもあると，アキコさんは"この場所にいる意味"を忘れてしまい，口腔

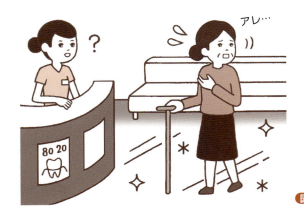

図1 待合室での不安そうな様子

1　接遇について

内での処置に移ろうとすると「何するの？」とけげんそうな顔をされてしまうこともありました．また，周囲の切削音や見慣れない器具の視覚情報も相まって，不安に駆られてしまい帰ろうとして立ち上がってしまうこともありました（図2）．

　開口や含嗽の指示は言葉だけでは伝わらないこともしばしばありました．特に口を開けているときは，目をつぶり必死に開口しているため，こちらの言葉が聞こえていない様子でした．初診時ではそれらの対応に時間を要してしまい，口腔内診査と旧義歯の簡単な調整しか行えませんでした．

歯科診療時に実施した対応

ガイドラインでは
➡ **CQ4-2** 参照

1）認知症ケアメソッドを参考にした導入

　治療のため継続的な通院が開始されても，受診のたびに"自分がなぜここに居るのか，ここはどこなのか"を理解していない状態でした．そのため，治療前に必ず「自己紹介」や「場所の説明」，「なぜ歯医者にきているか（入れ歯を作りにきていること）」，「今日は何をするか」を丁寧に説明するところから始めるようにしました．その際，説明で納得していただける時もあれば，「私，どこも痛くないわ……」と少しけげんな顔をされ，受診をしぶることもありました．その場合は，治療と関係ない雑談を交えた後に「せっかく歯医者に来ていただいたので，お口の健診でもしていかれませんか？」と提案してみると，「そういうことなら……」と安心されたようで，治療室までの導入ができました．

　アキコさんのなかでは，"なじみのない場所（歯科病院）"に連れてこられ，"知らない人（歯科医師）"が自分をどこかに連れて行こうとしていると感じ，

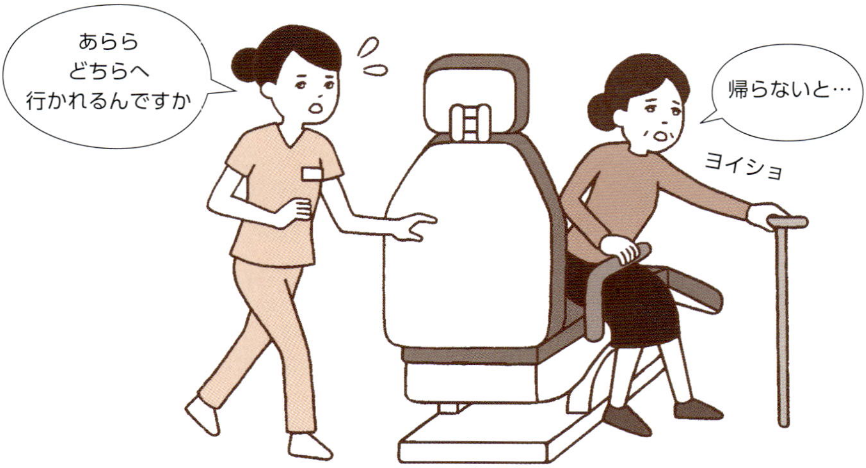

あらら　どちらへ行かれるんですか

帰らないと…

ヨイショ

図2　治療中に帰ろうとする様子

2章 認知症の患者さんに対する接遇とケア

🔑 **Humanitude®（ユマニチュード）**
低下した認知機能の程度に合わせて，言語的コミュニケーション以外にも声色や抑揚，話すスピードといった準言語的コミュニケーション，目線や表情，相手へ優しく触れるといった非言語的コミュニケーションを包括的に行うことで，ケアを提供する者の厚意や支援する意思を伝えることに重きを置いたケア手法．

🔑 **Validation®（バリデーション）**
認知症高齢者の感情に焦点をあてたコミュニケーション手法であり，尊敬と共感をもって関わり，認知症高齢者の感情・欲求の表出を促し，人生の未解決問題解決への手助けをすることを目的としている．

不安がつのっていたと考えられました．このような場合は，平易な言葉で優しく，笑顔で語りかけ，患者さんの緊張や不安をできるだけ緩和するよう努めることが，治療に繋げる第一歩だと考えます．その際，会話に集中できるように，目を見つめ，ときに手や肩に優しく触れながら"あなたに話しかけています"ということを言葉以外の方法で伝えることも重要と考えます（図3）．このときに介助スタッフや家族の方がいっせいに話しかけてしまうと，患者は誰の話を聞けばよいのか分からず混乱してしまうことも多いので，できるだけ一人ずつ話しかけることも重要です．

また，語りかける際に聴覚や視覚がどの程度保たれているかを把握し，その人に合った距離感で話しかけないと，せっかくの接遇も伝わらないことが多いようです．アキコさんは老人性難聴で，声が届く距離まで近づいて話しかけました．このとき，大きな声を出すときつい印象を与えやすくなるので，大きいけれど優しく低い声で話しかけることを心掛けました．

上述の方法はHumanitude®（ユマニチュード）🔑，Validation®（バリデーション）🔑といった認知症ケアメソッドを参考にしました．

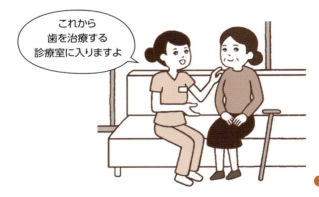

図3 待合室での対応

図4 診療時の対応

- 座位での診療
- 患者にとって安心できる人が見える位置に同席
- 目線を患者と同じ，もしくは低い位置にする
- ポジティブな言葉を用いて，かつ平易な言葉で説明．声量や声質，声色にも注意
- 治療の説明時は表情や話している口の動きがわかるようにマスクを外す
  ※処置時はマスク・ゴーグル着用
- 正面から話しかける．視力が悪い耳が遠い場合は距離を近くする

2）不安への対応

治療室での対応を図4にまとめました．認知症が進行した段階では，集中力を維持することが難しくなり，一度集中力が途切れるとそれまで行っていたことや話していたことを忘れてしまうことも少なくありません．そのため，アキコさんの歯科治療に対する集中を途切れさせないように，なるべく話しかけながら作業を行うようにしました．治療中で歯科医師が話せない場合は，アシスタントに話しかけてもらうようにしたところ，けげんな顔をされることはなくなりました．また当初，家族は待合室で待機していましたが，慣れない環境に不安がっていることを説明し，アキコさんに見える位置で待機していただくようにしました．

以上の配慮の結果，アキコさんが感じる不安が軽減されたのか治療中に帰ろうとすることはなくなりました．

3）患者の協力が必要な処置時の工夫

歯科治療，特に義歯作製に関しては印象採得や咬合採得など患者さんに協力していただく場面が多くあります．その際，歯科医師が指示を出しても患者が上手く動けない場合も経験されるかと思います．認知症の高齢者に指示を出す際には，これから行ってもらうことをシンプルかつ平易な言葉で事前に説明し，ときには模倣をしてもらい動きを練習する工程も必要です．

また，患者は"口を開けること"に集中している時に目をつぶっていることもあり，こちらが話しかけていることに気づいていない可能性もあります．その際はただ話しかけるだけでなく，目を開けてもらい，目を見ながら指示を伝える，もしくは肩や背中といった体の一部に触れながら，本人に伝わる距離で話かけることで，注意をこちらに向けてもらいやすくなります．また，術者の手がふさがっているとき，特に治療中では歯科医師は口腔内に意識を集中させているため，患者への話しかけや患者の目や表情に意識をむけることが難しいこともあります．そのような時はアシスタントが患者への指示を出したり（図5），

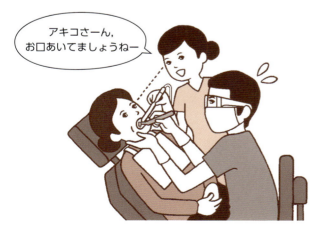

図5　アシスタントが声をかけて患者の注意を向ける

2章 認知症の患者さんに対する接遇とケア

ポジティブな言葉を交えて励ましたりと，話しかける役目をしてもよいかと思います．

4）治療時のコミュニケーションにおける注意点

　治療中は感染対策の観点から，歯科医師はマスクとゴーグルを着用していることが多いと思います．こうなると歯科医師の表情は患者には伝わり辛くなります．また，口元が隠されるため話しかけていることに気づいてもらえないこともあります．話しかける際はマスクとゴーグルを外す，もしくはアシスタントに話をしてもらうようにする工夫も必要かと思います．

> **☞ Point**
>
> 上述のような対応を行いながら治療回数を重ねた結果，治療室への導入や歯科治療も当初に比べればかなりスムーズにできるようになり，診療時間の短縮につながりました．また，治療も上下義歯の新製まで完遂できました．認知症の方の不安や緊張に配慮し，対応や周囲の環境を検討することは，認知症高齢者と医療従事者間のラポール形成を促し，認知症高齢者への安心・安全な歯科医療の提供につながると信じています．

（高城大輔）

2章 認知症の患者さんに対する接遇とケア

2 口腔衛生管理について

学習編

口腔衛生管理の重要性

ガイドラインでは
➡ **CQ6-1**
　 CQ6-2
　 CQ6-3 参照

　認知症患者は，口腔セルフケアへの意欲低下や，介助に対する拒否，食行動変化や薬剤の副作用による口腔環境の悪化などにより，う蝕・歯周病といった歯科疾患の進行や，それに伴う喪失歯の増加，粘膜疾患など，口腔内にトラブルを抱えやすい傾向にあります．また，感覚の鈍化により痛みを自覚しにくく，異変を感じても言葉による表現が困難となり，口腔内にトラブルがあっても適切に訴えることが難しくなります．

　さらに認知症が進行して高度になると，摂食嚥下機能の低下をきたしやすく，誤嚥性肺炎予防のためにも，口腔衛生管理は重要となります．認知症の患者本人によるセルフケアが困難となる時期からは，介護者によるケアや歯科専門職の介入による補完が必要となりますが，実際には拒否や開口困難のケースも少なくありません．

　認知症患者に対して，適切かつ継続的な口腔衛生管理を行うためには，認知症の病態や進行度への理解と，できる限り早期からの個別的な対応が必要となります．

認知症の症状が口腔衛生にもたらす影響

　認知症の症状によって口腔衛生管理に影響が出ている場合には，まず中核症状と周辺症状のどちらによって引き起こされるかを見きわめます（図1）．特に周辺症状に対しては，恐怖や不安を取り除き，安心できる環境づくりを心がけます．また，認知症の症状に対して向精神薬を使用するケースが多く，副作用に留意が必要です．口腔衛生の影響をもたらす薬剤の代表的な副作用には，抗コリン作用による唾液分泌抑制，過鎮静（覚醒レベル不安定，注意力低下），錐体外路症状🔑による摂食嚥下障害や口腔内の協調運動困難，構音障害があります．副作用発現の程度は複数の薬剤の組み合わせや基礎疾患により個人差がありますので，事前に服薬状況と副作用の発現状況を十分に確認する必要があります．

🔑 **錐体外路症状**
パーキンソン症状の影響によって，筋緊張亢進（筋肉の固縮，無動），筋緊張低下（振戦，舞踏運動）が出現する運動系の症状．

37

2章 認知症の患者さんに対する接遇とケア

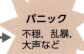

図1 認知症の症状が口腔衛生にもたらす影響

> 🔑 **オーラルジスキネジア**
> 舌・口唇・下顎などの口腔周囲に生じる反復性の不随意運動．

認知症の進行度でみる口腔衛生管理の課題

本稿に続く「臨床の実際」編では，FASTの分類に基づき，主にアルツハイマー型認知症患者における口腔衛生管理の実際について触れますが，ここでは，そのステージごとの課題について説明します（図2）．

1）軽度〜中等度の認知症

軽度〜中等度の認知機能低下のある時期では，セルフケアの習慣は維持されているものの，巧緻性の低下がみられます．そのため，本人の口腔衛生習慣のみでは口腔衛生状態を良好な状態で維持することが困難となります．しかし，過剰な介助は本人の自尊心や自主性，意欲を損なうことにつながるため，本人のセルフケア能力を十分に観察し，困難なポイントはどこかをアセスメントしたうえで歯科専門職の介入を行います．

また，認知症の患者本人にとっては新しい習慣を受け入れて定着させることは困難となりやすいため，患者への指導の際には新しい用具や複雑な手技を取り入れるよりも，これまでの口腔衛生習慣を最大限に生かし，維持させる方向で進めていくほうがよいでしょう．口腔衛生の習慣に関しては，自宅の洗面台などの環境にも配慮が必要となります（図3）．

2　口腔衛生管理について　学習編

軽度の認知機能低下
・従来からのセルフケアの習慣は保たれるが，新たな用具や方法などの受け入れは困難となる
・口腔衛生状態に，ムラが生じる

中等度の認知機能低下
・セルフケアの習慣は何とか維持されるが，自立性・巧緻性の低下により，本人のみの実施では，口腔衛生状態は悪化する
・複雑な手技の指導に対する受け入れが困難となる
・自尊心が障害となって，介助の受け入れは困難となる場合が多い

やや重度の認知機能低下
・周辺症状が顕在化し，向精神薬の使用が増える
・食行動の変化や薬剤の副作用，個体の機能低下による口腔環境の悪化
・実行機能障害によるセルフケアに対する自立性・巧緻性の著しい低下
・介助による口腔清掃の受け入れ拒否

重度の認知機能低下
・セルフケアの自立困難となり，介助量が増加する（場合によっては全介助となる）
・手続き記憶（習慣性動作）は残存しやすいため，口腔清掃用具の把持はできるが，用具や清掃行為の概念理解が困難となる
・食事中に口腔内に食物が停滞するようになり，口腔環境の悪化が顕著になる

非常に重度の認知機能低下
・口腔清掃は全介助となる
・口腔に含んだ水分の吐き出しが困難となる
・口腔乾燥と摂食嚥下障害の進行が顕著となる
・口腔機能の廃用による自浄作用の低下がもたらす口腔衛生不良
・原始反射の出現，過敏による開口困難

図2　認知症の進行による口腔衛生管理における課題の変化

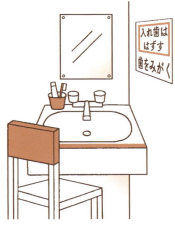

・するべき行動を短文で示す
・使う物だけを配置する
・使用する物が目立つように統一した色を付ける
・鏡があって混乱する場合は，布で隠す

図3　患者さんの自宅での工夫

2）重度の認知症

　重度の認知機能低下の時期において，実行機能障害による口腔のセルフケアの開始が困難となるケースでは，習慣性動作を生かして歯ブラシを持ってもらい，介助者が口元に運ぶ支援をするなど，開始動作の援助をすることによって実施できる場合が多いようです．

　しかしながら個人の機能低下などにより口腔環境が悪化しやすい時期となるため，追加で介助によるケアを行う必要があります．他者による口腔清掃の受け入れの拒否がみられる場合には，これから行おうとするひとつ一つの行動の意図や内容をわかりやすく伝え，笑顔で声をかけながら行います．また，敏感な口腔に急に触れるよりも，口腔以外のところから少しずつ慣らすように手のひらで優しく触れるなど愛護的な身体接触を行うことで，患者が口腔衛生の介助を受容できる状況を整えることが可能になります．新しい場所や見知らぬ人，初めて目にする物に順応しづらいため，回数をかけて環境に慣れていただく，しばらくは本人が慣れた同じ介護者が誘導するなどの工夫が必要です．

　非常に重度の認知機能低下の時期においては，口腔清掃は全介助となることが多くなります．口腔に含んだ水分の吐き出しが困難となり，摂食嚥下障害がみられる時期でもあるため，口腔衛生管理中の誤嚥・窒息には十分な配慮を要します．口腔乾燥も顕著となるため，ケア後には口腔内の保湿を十分に行うとよいでしょう．同時期は薬剤による過鎮静，過敏などによる開口困難，原始反射などが出現しやすく，介護者のみでは口腔の衛生状態の保持・改善が難しい時期でもあるため，歯科専門職の定期的な介入が必要となります．

認知症の原因疾患別対応法

　認知症の原因疾患はさまざまですが，代表的な4つの認知症のそれぞれの疾患に応じた対応方法について概説します．

1）アルツハイマー型認知症

　習慣性動作は比較的保たれますが，複雑な行動は困難になっていく特徴があります．以前まではできていたことができなくなることを自覚することで，本人の不安感，焦燥感が強くなります．それゆえ心理的側面への支援も含め，失敗しないように配慮し，できることは自分で行えるように支援することが必要です．一度に複数の指示をしない，医療者の動きを模倣させるなどの工夫をするとよいでしょう．

2）血管性認知症

　脳血管障害患者と同様に摂食嚥下障害に留意します．脳血管障害後遺症の高次脳機能障害により，失行，失語，失認などがありますが，理解力には問題が

2　口腔衛生管理について　**学習編**

ないこともあるため，子ども扱いをして自尊心を傷つけない対応が求められます．覚醒障害のある場合には，誤嚥リスク管理のため，覚醒時に合わせて口腔への介入を行うことが望ましいです．

3）レビー小体型認知症

　特徴的な症状として認知機能の日内変動があり，また錐体外路症状による嚥下障害やオーラルジスキネジアが早期より出現するため，誤嚥のリスク管理が重要となります．誤嚥リスクを避けるため，意識レベル低下時は水分の使用は控えます．視空間認知障害によりセルフケアの際に歯ブラシと口腔との距離感がつかめず，鼻に当たるなどのケースが見受けられます．この場合，歯ブラシを持った手を誘導し口元に持っていく支援もできますが，錐体外路症状により上肢の巧みな動作が困難であるため，実際のセルフケアは不十分になりがちです．そのため，本人の動作をよく観察し，過不足ない援助となるよう専門職の介入が必要となります．

4）前頭側頭型認知症

　脱抑制🔑による立ち去り行動や従命困難などが顕著です．常同行動🔑を特徴とするため，「同じ時間」，「同じ場所」，「必ず食事のすぐ後」などのタイミングを決めて口腔のセルフケアや介助を行うように組み入れるとよいでしょう．口腔セルフケア中も動作継続困難で，すぐにやめてしまうようになってしまいます．歯ブラシや洗面台を見せて使用行動を誘発すると動作に戻れるケースもありますが，巧緻性は低下するため，介助によるケアを併用するべきです．失語の顕著な例では行動を制限すると拒否的になるため，前頭側頭型認知症の特徴を活用した誘導が有効です．

（武井典子・小原由紀）

🔑 **脱抑制**
外的な刺激や内的な欲求に対して，衝動や感情を制御することができなくなった状態．

🔑 **常同行動**
特定の行動や行為を繰り返す状態．同じ道を同じ時間に歩く，決まった時間に同じことをする，同じ言葉を繰り返し発言するなどがある．

2章 認知症の患者さんに対する接遇とケア

2 口腔衛生管理について

臨床の実際編

ガイドラインでは
→ CQ6-1 参照

　特別養護老人ホームに入居されている認知症患者さんについて，介護職員からの依頼によって歯科衛生士が訪問し，口腔衛生管理を行うことになった2つのケースについて，臨床での対応や視点などを説明します．

CASE 1
「私にはなんでやらせてくれないの？」

- マサルさん，80歳，男性
- 要介護4，中等度認知症（FAST 5）．
- 既往歴：アルツハイマー型認知症
- ADL：日中は車椅子上で過ごすことが多い．食事（粥，刻み食）は基本的に一人で食べられるが，見守りや声かけが必要
- 介護施設からの依頼内容：口腔清掃はマサルさん本人が実施した後に，介護職員が介助を行っているが，ミサキさん（介護職員）が行う場合でしか協力的ではない．他の職員が行うと拒否がみられ，入れ歯も外してくれないので，入れ歯の清掃もできない．食渣の残留や口臭もあるので，口腔内の状態を見てほしい．

▌経過

　まず，マサルさんの日常の口腔清掃のセルフケアの様子や，拒否の様子を把握するために，介護職員による介助（昼食後の口腔清掃時）を観察することにしました．

1）ベテランのヨウコさんによる介助（拒否あり）

　ヨウコさんは，マサルさんが昼食を食べ終えてテレビを見ているところに近寄り，「歯磨きしましょうね」と後ろから声をかけました．マサルさんは返事をしませんでしたが，ヨウコさんは洗面台の前へ車椅子を移動させました．

　「マサルさん，まだ歯磨きしてなかったよね？」（歯ブラシを渡しながら）「歯磨きしてください」と言うと，マサルさんは少し怒ったような表情をしたが，渡された歯ブラシで義歯を装着したまま口腔清掃を行いました．ほんの数秒で「やったよ！」とマサルさん．ヨウコさんは，「マサルさん，全然磨けてないじゃないですか．入れ歯も外して磨かないとダメです．入れ歯を外してください」と義歯を外すようにお願いをしました．マサルさんは先ほどより怒った表情で「もう磨いたよ！」といい，外す様子はありませんでした．ヨウコさんは，「わかりました．じゃあ私が磨きますから，口を開けてください」と言うと，マサルさんは首を横に振って「やったって言ってるだろ！」と怒鳴って拒否を示しました．

42

右上コーナー: 2　口腔衛生管理について　臨床の実際編

　ヨウコさんは諦め，うがいをしてもらおうとコップを渡しながら，「最後にうがいだけしてください」と促しましたが，マサルさんは水の入ったコップを少し見つめて，口に水を含んだ後，水を飲んでしまいました．ヨウコさんはコップを渡し，「水は飲まないで，ぐちゅぐちゅ…としてくださいね」と再度促しましたが，マサルさんは車椅子を自分で動かして移動しようとしたため，ヨウコさんは諦めて，口腔清掃を終えました．

2）若手のミサキさんによる介助（拒否なし）

　昼食を食べ終えた後，テーブルの前で一息ついているマサルさんの元へ向かい，介護を担当する若手のミサキさんはマサルさんの目線の高さにかがみ，顔を見て声をかけました．

　「マサルさん，お食事は美味しかったですか？」マサルさんは笑顔でうなずいていました．「よかったです．では，お食事も終わりましたので，歯磨きをしに行きましょうか？」，マサルさんが「そうだね」と答えたのを聞き，車椅子を洗面台の前に移動させました．

　洗面台の前でミサキさんは，マサルさんに入れ歯を外してもらうように話し，外してもらったところで，歯ブラシを渡し，口腔清掃を促しました．

　マサルさんは，30秒ほど歯ブラシを動かし，「終わったよ！」とミサキさんに伝えました．ミサキさんは，コップを手渡して，「"ぐちゅぐちゅぐちゅ…ぺっ"も，しっかりやってくださいね」とうがいを促す説明をして，横で再度説明しながら，マサルさんにマネしてもらうようにしていました．

　うがいの後，「入れ歯もキレイにしましょう」とマサルさんに義歯を渡しながら伝えたが，マサルさんはそのまま装着しようとしたため，ミサキさんが「入れる前に少しキレイにしておきますね」と声かけし，義歯清掃を行いました．その様子を見ていたマサルさんが「キレイになったね」とうれしそうに言い，ミサキさんは「そうですね．マサルさんの口のなかもキレイになったか見せてください」と話すと，マサルさんが開口してくれました．続けて，「少しだけ奥に汚れが残っているので，お手伝いさせていただいてもいいですか？」と話すと，マサルさんは口を開いたままうなずきました．ミサキさんは口腔清掃を行い，もう一度マサルさんにうがいをしてもらった後，義歯をマサルさんにはめてもらい，口腔清掃を終えました．ミサキさんは「上手に協力していただいて助かりました，ありがとうございます」と締めくくっていました．

解説

● 介入のポイント

・目線を合わせて話しかけて，これから何を行うのか説明をし，安心感を与えられているか

- 本人の生活のリズムに合わせて，口腔清掃を行うのに適した時間帯に声かけを行っているか
- どのような指示だと患者が応じやすいのか，認知症の病態に合った対応をできているか

　本ケースは，介護職員の介助方法により拒否の出現が異なることがポイントになります．アルツハイマー型認知症の高齢者は，置かれた環境のストレスや何をされるか分からない恐怖などにより周辺症状が強く現れやすくなります．不安や恐怖を取り除いて接することが重要であり，ミサキさんは，マサルさんと目線を合わせるように話しかけ，会話の流れのなかで口腔清掃を促し，本人の同意をきちんと得てから次の行動に移ることで，安心感を与えていました．

　また，ミサキさんは食事後すぐに声かけを行っていましたが，ヨウコさんはマサルさんが食事後に見ているテレビに意識が集中しているときに声をかけ，言葉数も少なく威圧的な表現になってしまい，本人の同意を得ないままに洗面台へ移動しました．新しい行動を始める最初の場面（導入）では，本人の生活リズムを考慮することが重要で，うたた寝していたり，テレビや新聞を読んで過ごしている時間などを避け，介護者のタイミングではなく，本人のリズムに合わせる工夫が必要になります．何か別のことを本人がやりたいと思っているときには，ケアへの勧誘にもなかなか応じにくいでしょう．

　また，ミサキさんの介助の様子から，マサルさんのセルフケア能力が残存していること，口頭による指示は応じづらいことがあるものの模倣による指示には応じやすいことが把握できました．リンシングの動作一つにおいても，どのような指示で理解を得られるかは，異なります．一人ひとりとコミュニケーションを十分に取り，その方の様子を観察して，理解ができないことによる不安や緊張を抱かせずに，介助を行うことが重要です．そして最後は感謝や称賛などポジティブな声かけも忘れないでください．

※　　※　　※

2 口腔衛生管理について 臨床の実際編

CASE 2「それって拒否ですか？」

- セツコさん（仮），89歳，女性
- 要介護5，重度認知症（FAST 7a～7b）
- 既往歴：アルツハイマー型認知症，脳血管障害後遺症，高血圧
- 146 cm，39.4 kg，BMI 18.3
- ADL：日中は車椅子上で過ごすことが多い．食事（ミキサー食）は全介助によりほぼ全量を食べられるが，時々むせることがある
- 口腔：入れ歯は2年前から使っていない
- 介護施設からの依頼内容：口腔清掃を行おうとすると，口を開いてくれず，本人が声を出したタイミングでケアをしようとしても，すぐに口を閉じてしまう．咬む力が強く，歯ブラシを咬んだまま離さないこともある．口臭もあるので，口腔清掃をしてもらいたい．

経過

1）初回

　セツコさんは日中は車椅子上で過ごし，発語は単語のみにとどまっていて会話は難しく，簡単な指示従命も難しい様子でした．また，オーラルジスキネジアが認められ，義歯の使用は困難な様子でした．口唇の周りと口腔内に強い過敏症状があり，触ると口腔周囲筋の緊張がありました（図1）．また，食後30分くらいで急に自身の唾液でむせることがあった．

　まず，過敏症状を和らげるため，顔に手のひらで広く触れ，緊張を和らげるように努めました．次第に顔の緊張がほぐれてきたので，口唇粘膜および頰粘膜に触れ，同様に過敏症状の除去🔑を行いました．その後，歯列に沿って指を奥に入れ，K-point🔑を刺激して，開口を促しました．7 6|1 3 4，6 5|4 5 に残存歯があり，|3 はう蝕により鋭縁となっていました．対合歯がないために左側口唇粘膜に潰瘍ができていました．潰瘍周囲に触れるとひどく顔をしか

🔑 **過敏症状の除去**
手指と手のひらで広くその部位に触れて，顔のゆがみが収まったり，筋緊張が和らいだら，少し部位を変えて触れる，という動作を繰り返し行う．触感覚の刺激（マッサージのように動かしたりせず，触れるだけ）を繰り返し，回数を増やして行うことが重要．

🔑 **K-point**
口腔内の臼後三角後部のやや後方内側の部位のことを指す．この部位を刺激すると，仮性球麻痺患者に対して，開口を促すことができる．

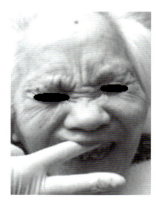

図1 過敏の例
口腔前庭に過敏があり，顔をゆがませている様子

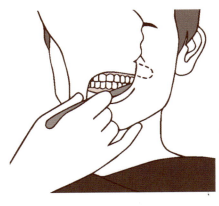

図2 指の入れ方
歯列に沿って指を入れ，頰粘膜との間に空間をつくり，歯ブラシを挿入する．咬まれないようにするためにも歯列に沿って指を入れることがポイント

めていました．

「口を開けていてください」という指示は伝わらず，開口状態を長時間保持することは難しいと判断したため，口腔清掃は最小限にとどめました．開口，開眼やうがいの指示もうまく伝わらず，ケアを行っている間はほとんど開眼しませんでした．

口を開けてくれない，と受け取られた開口できない状態の原因としては，左側口唇粘膜の潰瘍による痛みと，過敏症状が原因であると考えられました．今後，歯科医師と連携して|3 の鋭縁および潰瘍に対する処置を行うことと，介護職員による日常のケアにおいて触感覚の刺激を与える機会を増やし，過敏症状を取り除く必要がありました．また，唾液によりむせていたことから，口腔清掃時には水分量に注意しなければいけないと考えました．以上の所見と実施内容を併せて介護職員に説明しました．

2）2週間後

介護職員が体位変換やおむつ交換の際に，顔に触れるようにしてくれたこともあり，顔の過敏症状は初回より和らいでいました．潰瘍は変わらず，口腔内の過敏症状がまだ強くあり，開口指示でも自発的な開口が得られないことから，介護職員の口腔清掃に対する負担感の軽減にはつながっていない様子でした．

口腔清掃時には，導入として口腔内にまず触れて，過敏症状を和らげることから始めるように介護職員に伝えました．口唇の緊張が和らいだタイミングで，潰瘍には触れないように上顎の歯列に沿って指を奥に入れて，歯ブラシを挿入しやすくするように説明しました（図2）．コップなどに水を入れて，こまめに歯ブラシをゆすぎながら磨き，最後にスポンジブラシやガーゼなどで拭き取るようにして，口腔内に汚れを残さないように注意すること，また，水分による誤嚥防止のため，必ず歯ブラシの余分な水分を取り除いてから歯ブラシを口腔内に入れるように指導しました．

3）1カ月後

　口腔清掃後に歯科治療を実施するため歯科医師と訪問しました．過敏症状は初回時より和らいでおり，口唇粘膜に残るのみとなっていました．口腔内の過敏症状を取り除いた後，口腔清掃を行いました．口腔清掃後に⌊3̲ の鋭縁削合を行い，軟膏を処方したうえで潰瘍に軟膏を塗布した．翌月には潰瘍は治癒し，介護職員の協力の甲斐もあり，過敏症状は軽快していました．

▌解説

●**介入のポイント**
・開口拒否の原因を探り，認知症や他の疾患の症状を理解したうえでケアを行う
・水分によるむせがある方に対しては、歯ブラシの水分を取り除くこと、また口腔内に水分を残さないことが重要

　本ケースでは，開口しない原因として口頭による指示に応じられないこと，左側口唇粘膜の潰瘍による痛みと，過敏症状が挙げられました．「開口しない」という情報だけでは，失語症状により言葉による指示が理解ができないのか，心理的な拒否によるものなのか，顔面の動きが低下していることによるものなのか，あるいは過敏症状や何か痛みがあることに起因するものなのかは，区別ができません．「拒否」とひとくくりに捉えるのではなく，本人の拒否の様子を観察し，認知症や他の疾患の症状を理解したうえで，原因を分析してケアを行うことが重要です．

　強い過敏症状がある場合に無理やり口唇を広げて口腔清掃を実施しようとしても，さらに緊張を強めて口をつぼませて食いしばるような様子をみせることから，開口拒否と受け取られることが多くあります．このケースでは，オーラルジスキネジアに加え，口をつぼませるように口輪筋に力を入れてしまうことが，潰瘍形成の一因であったかもしれません．過敏症状は，ADLの低下などにより刺激が少なくなることが原因の1つといわれています．触感覚の刺激を与える機会を増やすために，口腔清掃以外の介助の際にも，触れる時間を増やすことが過敏症状の除去のポイントです．

　また，指示に応じるのが困難な認知症患者に口腔清掃を行う場合には，上顎歯列に沿って指を入れることで，咬まれることの防止にもなります．認知症の病態によっては臼歯部の奥の粘膜への刺激で開口できる場合があります．

　また，水分にむせる認知症患者には，歯ブラシの水分を極力取り除いてから口腔内に入れたり，磨いた後の汚れの混じった水分を拭き取って口腔内から取り除くことが，口腔ケア中の誤嚥を予防するために重要です．

（白部麻樹）

3章

認知症の患者さんへの
歯科治療

3章 認知症の患者さんへの歯科治療

1 治療可否の見極めについて

ガイドラインでは
➡ 第3章
CQ4-1 参照

　認知症の患者さんへの治療では，術式だけでなく術後管理や合併症までも管理可能かを見極めるため，患者さんの生活情報も含めたアセスメントと綿密な連携が必要です．

CASE 1　経過

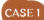
自院での処置に踏み切るかどうかを検討する事例

- フクさん，85歳．女性．
- 既往歴：高血圧，糖尿病，心房細動，心肥大，認知症，骨粗鬆症．
- 独居，要介護2で介護サービスの利用はヘルパーのみ．ADLは自宅ではおおむね自立しているが，屋外に出ることはなく受診時のみ車椅子を用いる生活．自宅から徒歩5分であるかかりつけのA歯科医院に「奥歯が揺れて痛い」と，弟に付き添われ受診．

　テツヤ先生が勤めるA歯科医院に，車椅子に乗った患者さんが来ました．名前はフクさんで，「以前にも来たことがある」という話だったのでカルテを探してみると，最後に来院されたのは10年ほど前で，そこには介護を受けているという情報は記載されていませんでした．付き添いの弟に伺うと，要介護認定を受けたときから歯科医院には通院していなかったとのこと．
　前回受診時の歯式と照らし合わせると，複数のFMCの脱離，義歯のクラスプ破損があり，義歯新製が必要と判断されました．口腔衛生状態不良は不良で，下顎臼歯部は重度歯周炎で排膿しており抜歯が必要と思われました．
　持参した糖尿病連携手帳に，身長147cm，直近の体重は58kgと記載があり，HbA1cは6.5〜7.4％前後，血圧は140/110前後で推移していました．糖尿病は内服薬管理でしたが，服薬コンプライアンスは不良であることがうかがわれました．内科には3カ月に一度通院していて，半年に一回，注射をしているとのこと．
　また，付き添いの弟は車で30分ほどのところに住んでいて，医療機関の受診時にのみ付き添っているということでした．
　テツヤ先生はここまで情報を集めると，「次回から，お口のなかの治療を進めていきましょう」と伝えて，診療を終えました．
　フクさんが帰ると，先輩のナオミ先生に相談を持ちかけました．

テツヤ先生：本日，10年ぶりくらいに来院されたフクさんですが，痛みのあ

る下顎臼歯の咬合調整と，応急処置として簡単な義歯修理を行い注意して歯周処置したのですが，歯肉の炎症が著明だったためか**止血困難**でした．抜歯が必要ですが，病院を紹介するか当院で行うか迷います．先輩，どう思いますか？

ナオミ先生：情報整理して考えてみましょう．お薬手帳の内容はコピーした？

テツヤ先生：はい．抗血栓薬が処方され，内服管理の糖尿病もあるようです．あと，お薬手帳への記載はなかったのですが，ご家族によると半年に1回の注射を受けているようで，これは骨粗鬆症治療薬の可能性があります．あと……，口腔衛生指導などお話ししていて何度も聞き返されたので，服薬コンプライアンスやアドヒアランス🔑も不良かもしれません．口腔内の急性症状は落ち着きそうです．

ナオミ先生：骨粗鬆症治療薬の注射の休薬の可能性含め，**かかりつけ医師に情報提供依頼**をしましょう．まずは抜歯を避けて炎症をコントロールして……残根上義歯かな．消炎後，いずれ抜歯をするということで．

テツヤ先生：なるほど，残根（歯冠）を削合して残根上義歯の作製が先ですね．経口摂取を回復したうえで，全身管理を行ってから抜歯をする計画としましょうか．その方が咬めない時間が少ないですね．ありがとうございます，そのようにしてみます．

3回目の受診の際にかかりつけ医師からの情報提供書が得られました．また，車で30分程度のB総合病院での入院歴があり，同病院の精神科で認知症の鑑別診断が付けられたことがわかりました．B総合病院には歯科口腔外科があり，入院中の抜歯の経験もあると弟から情報がありました．

また，今回の来院の際，患者自身の両側下肢に著明な浮腫があることを発見しました．本人および弟によると普段はこのような浮腫はなく，驚いていました．

テツヤ先生：フクさん，今日は下肢がずいぶんむくんでいて驚きました．

ナオミ先生：心肥大の既往もあるから，心不全症状の悪化かもしれないね．**かかりつけ医師に，下肢の浮腫について情報提供書**を送りましょう．こうなると，さすがにすぐの抜歯は難しいね．BRONJにならないように歯周病のコントロールは入念にして，時期を待ちましょう．

テツヤ先生：そうですね．抜歯はB総合病院の口腔外科での抜歯を提案しようかと思います．

ナオミ先生：それなら，**B総合病院の歯科口腔外科の先生に経緯を連絡**しておきましょう．ちょうど先日，地域連携の会で名刺交換したでしょう．

テツヤ先生：なるほど，そのための地域連携の会ですね（図1）．

🔑**服薬コンプライアンスとアドヒアランス**

患者が医師の指示通りに内服することを服薬コンプライアンスという．インフォームドコンセントおよび治療計画に患者の意思を反映する流れを受け，患者が理解し納得して治療協力，内服順守することとして服薬アドヒアランスという概念に移行した．

3章 認知症の患者さんへの歯科治療

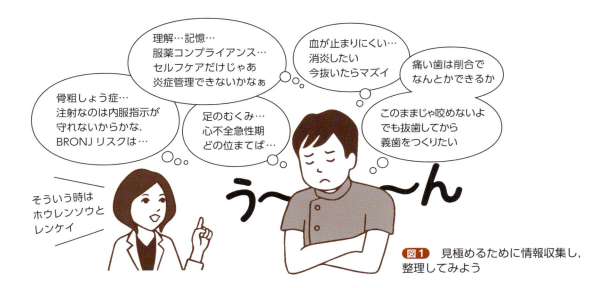

図1 見極めるために情報収集し、整理してみよう

　テツヤ先生は総合病院の歯科口腔外科の医師に対し，フクさんについて認知症を含め基礎疾患の状態および考えられる口腔内合併症リスク，治療方針について相談し，患者を紹介する流れを確認しました．口腔外科医師からは「心不全症状が落ち着いてから精神科併診のもと入院下での抜歯が好ましいと考えるが，一度歯科口腔外科に受診し，本人・弟とも方法を相談する必要がある」とのコメントがありました．

　テツヤ先生は患者および弟と相談し，歯周処置および義歯新製を進めながら，心不全症状の軽快を待って総合病院で抜歯する計画に同意を得ました．数カ月後，口腔外科医の指示の通り，**歯科口腔外科への診療情報提供書**を持たせたうえで，弟から総合病院歯科口腔外科に予約を入れ，紹介初診することになりました．心不全症状の軽快を待って，循環器内科，精神科と歯科口腔外科の併診のもと1泊入院下で抜歯を行う計画になりました．

ガイドラインでは
→ CQ5-5
　CQ8-1
　CQ8-2 参照

CASE 1　解説

　本ケースは認知症に加えさまざまな基礎疾患のある患者の咬合崩壊症例です．患者の基礎疾患と生活情報からは，服薬コンプライアンス不良で高血糖があり，血圧コントロールもできていないことがわかりました．また，骨粗鬆症に対しては半年に1回の注射があることで，重度歯周炎の歯の抜歯に際してはBRONJリスクも考えられます．すでに認知症の診断がされて家庭内の日常生活はヘルパーの支援のもと自立しているようですが，適切な自身の健康管理をすることが難しく口腔内の病的状態も放置してしまっていた様子ですから，このまま抜歯してしまうと抜歯後合併症リスクが非常に高いことが予測できます．テツヤ先生は，抜歯には準備が必要であると判断し，まずは疼痛を取り除

1　治療可否の見極めについてについて

き食べることに困らない口腔を作ることを優先しました．しかし，感染管理のためには可及的速やかに抜歯することも必要です．

ところが，途中で両下肢の著明なむくみを発見しました．この患者の既往歴からは心不全悪化の可能性が考えられます．患者の総合病院への入院の既往や受診記録を考慮すると，心不全に配慮しつつ，治癒不全やBRONJなど抜歯後の合併症予防策を講じた外科処置が必要です．そこで，総合病院歯科口腔外科とも相談しながら，**患者や家族の希望も配慮した計画**を立案しました．

高次医療機関に治療の依頼を行う際には，患者にとって何度か通ったことのある病院のほうが安心です．また高次医療機関の口腔外科にしてみても，あらかじめ他科と併診の相談ができるように前もって患者の病態などを相談しておくことが望ましいといえます．こういった症例の際に医療機関どうしの連携を図るには，**普段から病院の開催する地域連携の会などで交流**しておくことが大変重要です．

> ### ☞ Point
>
> ・患者や家族からの情報に医師との連携による情報も加えて，関係者で相談しながら情報を整理しましょう．
> ・安心安全な生活の継続を重視した治療の優先順位を考えましょう．

CASE 2　経過

CASE 2

歯科医院での行動・心理症状にどう対応するかを検討する事例

・キスケさん，83歳，男性．
・既往歴：高血圧，ラクナ梗塞，アルツハイマー型認知症．
・要介護4，屋内では車椅子を押して歩く．パーキンソン病の妻と2人暮らしで，ショートステイを中心に介護保険サービスを利用している．上顎義歯が破損し，固形物の摂取が困難で，極刻み食を食べるようになったが，本人は悪態をつきながら嫌々食べている様子である．ケアマネジャーに勧められ歯科を受診した．

キスケさんは妻とともにテツヤ先生の勤める歯科医院に，初診で来院しました．待合室のキスケさんは**憮然**とした表情でしたが，受付スタッフが近寄って目線を合わせて挨拶をしたところ，発声はなく何度かうなずく様子がみられました．付き添いの妻ともども診察ユニットに通されると，辺りを見回したあと自らユニットに座りました．妻はユニットの横に立ち，「お父さん，入れ歯やってもらおうね」などと励ましていました．担当のテツヤ先生が挨拶する

53

と，目を合わせニヤリと笑い「う……うん……」とうなずいてくれました.

テツヤ先生から「キスケさん，上の入れ歯が壊れちゃったんですね，修理できるかみてみましょう．お口を開けてください」と伝えると，2横指程度開口したので口腔内診査が可能でした．しかし頬粘膜を圧排すると，**逃げるようにのけ反る動き**がありました．このとき，妻から「お父さん，ちゃんとして，口開けて」と声がかかり，本人は我慢したようでした.

テツヤ先生から「なるほど，ばねのかかる歯が折れてしまったんですね．型を採って，入れ歯を修理しましょうか」と説明すると，妻が横から「お願いします」と言いましたが，キスケさん本人は**「え……いいよ」と少し嫌そう**にしていました.

続いて，テツヤ先生は「キスケさん，今からお口のなかに型をとる冷たいものが入ります．先に型どりの枠で練習しましょう」と網トレーを見せて説明し，網トレーは嫌がりながらも口に入れさせてくれました．「今度は冷たいですよ」と，通法通り印象材を盛ったトレーを口のなかに入れたところ，キスケさんは急に大きな声を出し，手で払いのけるようにしたため，テツヤ先生は慌ててトレーを外して印象材を除去しました．妻から「お父さん〜，だめよ，ちゃんとしなきゃ〜」と声がかかりましたが，キスケさんは「もうだめだ！だめ」と立ち上がろうとしてしまいました.

テツヤ先生は，今日は本人の気持ちが高ぶってしまっているので，無理はできないと考え，「少しずつ，練習しながらやりましょうか」と話し，次回予約することにしました.

テツヤ先生の心の声：（なるほど，キスケさんにとっては，**慣れない場所でわけのわからないことをされていると思って怖かっただろうな**．しばらく簡単なことから試してみて，慣れてからじゃないと印象採得や咬合採得は難しいかもしれないな）

次回来院時から，口腔衛生管理などいくつかの処置を行うことにしました．テツヤ先生から妻に，「焦らず優しく手を握っていてほしい」とお願いしました．**バキュームやシリンジ使用はなんとか可能**でしたが，それも短時間のみで，エンジンによる咬合調整など**音や振動のあるもの**を使用すると，キスケさんはすぐに「もういいよ！」と大きな声を出し，手で払いのけようとする様子でした.

テツヤ先生の心の声：（現状では義歯の印象採得など，**口腔内刺激**のある状況で開口を続けていることは難しいかもしれない．印象採得の必要な修理方法は保留にして，できるだけ不快な味やにおいがしないように配慮し工夫して仮の義歯修理をしよう）

1 治療可否の見極めについてについて

　テツヤ先生は工夫して義歯修理し，装着可能にしました．家庭では可能な限り食形態を調整すること，念のため毎月口腔機能管理に通院するように妻に依頼しました．

　1年後には印象採得ができ，義歯修理を行うことができました．キスケさんはこの頃には，体重が2 kgほど低下して，悪態をつくことも減っていました．義歯修理後に食物形態を見直しし食欲向上がみられました．

CASE 2　解説

　本ケースは認知症が中等度に進行し，非日常の特殊な状況に対応できず，また口頭での**説明や因果関係などの理解が不十分**であるために，歯科処置に伴う刺激などの苦痛に耐えることができなかったケースです．安心できる家族と来院し，励まされて頑張っていても，**イレギュラーな刺激が本人の許容できる限界を超えると拒否行動**が出てしまうことがあります．また会話の内容が理解できないといった症状が進行してくると，コミュニケーションがうまく取れないことによるフラストレーションと，予期せぬ敏感な部位への刺激によって，"なぜひどいことをするのか"，"自分は悪くないのにいじめられている"，"この恥知らずめ！"と思うこともあるようです．特に歯科医院に来るときは口腔内の痛みがあることで，痛みのせいでイライラして**攻撃性の閾値**が下がっている（我慢の許容量が狭小化している）ことも考えられます（図2）．

　認知症の人の行動・心理症状は，「BPSD」と表現されますが，近年海外では「チャレンジング行動」と呼ばれるようになってきています[1]．認知機能低下による状況の認識のゆがみにより生じた本人にとってつらいことに対して，本人なりに対処しようと試みた結果の行動と捉えるものです．自尊心があるからこそ，このようなチャレンジング行動が起こるともいえ，きっかけになる出来事や，そのときの状況を丁寧に振り返り，捉え方を転換してみると良いケア

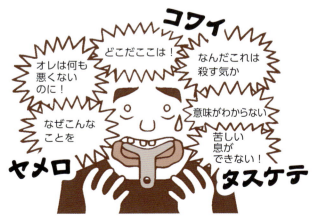

図2　状況理解が不自由な場面での不快な刺激や驚きが恐怖を引き起こし，逃避行動となる

55

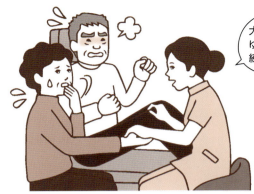

図3 周囲が焦ると本人も混乱することを理解し，本人のために付き添いにも安心してもらう

につながりやすいとされます．

　また妻も，ご自身も健康不安がありながら夫の通院に付き添っている状況であり，どこかに"歯医者さんに迷惑をかけてはいけない，夫を叱咤激励しなければ"のような思いがあったかもしれません．不安に押しつぶされそうな状態の認知症の人に対して，強く励ましてしまうと，本人を余計に焦らせてしまうか，"怒られている"と感じさせてしまうことも少なくありません．このケースでは，**妻にゆったり構えていていただくように促す**ことも大切なポイントでした（図3）．

　ご本人の気持ちが高ぶっているときに，無理に押さえつけて歯科治療を行っても，事故が起こるリスクが上がります．したがって，よほどの緊急時でなければ，**医療者側もじっくりどっしり構えましょう**．歯科医院は非日常空間であり不安や恐れを感じやすい場所です．焦っても良い解決法は導き出せないことを理解したうえで，患者や家族を焦らせず，希望をもてるような言葉の表現をすることが必要です．

> **Point**
> ・認知機能が低下している人が体験している世界を想像して患者が安心できる状態とは何かを考えましょう．
> ・患者家族や付き添いの方も含めて，安心し希望を持てるような言葉をがけをしましょう．

（平野浩彦・枝広あや子）

3章 認知症の患者さんへの歯科治療

2 治療計画の考え方について

学習編

歯科受診者の状況と口腔健康管理

わが国において歯科医療機関（約 69,000 カ所）を受診する患者数は，1 日約 130 万人（国民の約 1%），月間約 1,900 万人（レセプト件数）（国民の約 15%）[1] に上ります．年間では国民の少なくとも半数以上が 1 回以上歯科を受診し，その約半数は高齢者が占めています[2]．その一方，2025 年には認知症の人は 700 万人前後となり，65 歳以上の高齢者の 5 人に 1 人が該当すると見込まれています[3]．

このような状況のなか，国の認知症施策推進総合戦略「新オレンジプラン」において，歯科医療機関の役割としてかかりつけ歯科医がかかりつけ医等と連携して認知症の早期発見に取り組むとともに，口腔機能の向上が，運動，栄養改善などと並んで認知症発症予防において重要であることが明記されています[3]．

認知症と診断される約 15 年前には認知機能の低下がみられ[4]，認知症が発症すると長期的には進行を完全に止めることができないために，地域において長期間関わる医療機関の 1 つとして歯科医療機関の役割は大きいと考えられます．例えば，1 人の歯科医師が 1 つの歯科医療機関に従事する期間を 40 年とすると，35 歳以上の初診患者はその間に 75 歳以上となります．その治療計画には，健常なときからその患者さんがいずれ高齢化し，要介護状態，認知機能の低下，あるいは認知症とともに生きるというリスクを想定し，連続的で長期的な視点に立った対応が求められます．また，乳幼児期から成人期までの約 40 年間の歯科管理においても，担当を次の歯科医師にバトンタッチすることを想定した人生 100 年時代を踏まえた口腔健康管理が重要です．

認知機能および口腔機能の低下予防

認知症に影響する口腔関連の要因には，歯周組織の慢性炎症状態，口腔への刺激および咀嚼運動による脳への刺激，口腔機能の低下による低栄養，長期間にわたるバランスの良い食事スタイル，生活習慣病および社会交流が挙げられます．これらのエビデンスとして国内外の多くの縦断または介入研究において，認知機能の低下・認知症の発症と口腔健康状態との間に有意な関連があることが報告されています．すなわち歯科医療機関においては，患者が健常なと

ガイドラインでは
➡ CQ5-1
CQ5-3 参照

きから一次予防から三次予防（口腔疾患の予防，早期発見・早期治療による歯の喪失の予防，喪失部位に対する補綴治療）を系統的に進めていくことが，認知機能および口腔機能のいずれの低下予防にも必要です（図1）[5]．

一方，認知症が進行すると，本人の周囲の環境の変化への適応が困難になってきます．口腔は身体のなかでも敏感な部位であるため，歯科治療，口腔ケアに対して強い拒否を示すことがしばしばみられます．軽度のうちから定期的な歯科介入を継続し，歯科医師・歯科衛生士をはじめとしたスタッフや歯科の治療環境に接する機会を増やしておくことで，歯科治療を受け入れやすい環境を構築することが必要です．

🔑 **ライフコースアプローチ**

Kuhらによって「胎児期，幼児期，思春期，青年期およびその後の成人期における物理的・社会的曝露による成人疾病リスクへの長期的影響に関する学問」と定義されている（Kuhら，1997）．換言すれば，成人期の疾病の発症を胎児期，幼児期からのリスクの蓄積や連鎖で説明し，リスク低減の方策を長期間で追究する手法である．歯科口腔保健領域では，高齢期の歯の喪失が小児期からのう蝕および中高年の歯周病が進行した結果であるのでこのアプローチは理解しやすく，かつ有効である．

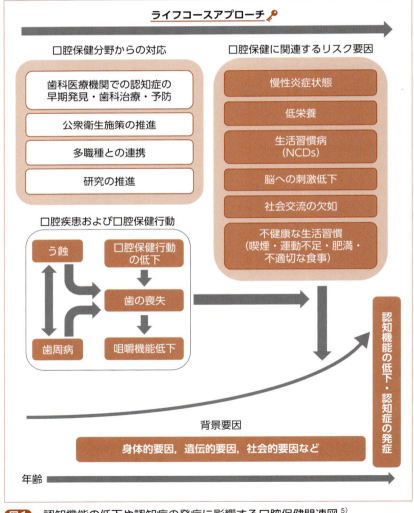

図1 認知機能の低下や認知症の発症に影響する口腔保健関連図[5]

認知機能の低下段階に応じた歯科治療・管理計画はどのように立てたらよいのか？

ガイドラインでは
→ CQ5-5
　CQ5-7 参照

　歯科治療計画おいては，認知症の進行段階や認知機能障害の状態を考慮する必要があります．「口腔衛生状態の悪化」，「スタッフに対する態度や言動がきつくなる」，「予約を守れなくなる」などの変化に気づくことは重要ですが，認知機能低下の有無を判断するには医科関係者や介護関係者，家族からの情報が不可欠です．そして認知症の診断後もその経過は個別性や服薬状況により異なるので，長期的な視点に立つにはかかりつけ医との連携が必要です（図2）[6]．

　以下に，口腔保健行動，摂食嚥下機能の変化および認知機能の状態に合わせた治療および管理について記します．

1）口腔保健行動と摂食嚥下機能の変化

　認知症の重症度と口腔保健行動ならびに摂食嚥下機能とは密接に関係します．認知症の重症化に伴い，本人の口腔清掃意欲の低下や歯口清掃の実施回数は減少し，デンタルフロスを含む口腔清掃用具の使用も完遂できなくなります．また，内服薬剤の副作用により口腔乾燥症状が増すことがあります．これらは口腔疾患の発病や重症化を招くために，健常なときに比べて，家族や介護者による義歯の管理を含む口腔ケア支援を増やさなければ口腔の健康は維持できないことになります．

　例えば，ミニメンタルステート検査（MMSE）🔑が20点以下の中等度以上では，重度歯周炎を発症するリスクは，MMSE 21点以上の者の2.9倍であることが報告されています[7]．認知症の発症や認知機能の低下により，コミュニケーション能力が低下し，口腔内症状について自ら説明することが困難な状態となってきます．対象者の思い通りにならないことから，介助拒否，攻撃的

🔑 **ミニメンタルステート検査（MMSE）**

時間の見当識，場所の見当識，3単語の即時再生と遅延再生，計算，物品呼称，文章復唱，3段階の口頭命令，書字命令，文章書字，図形模写の計11項目から構成される30点満点の認知機能検査．23点以下が認知症疑い，27点以下は軽度認知障害（MCI）が疑われる．検査に要する時間は6〜10分．認知機能低下のスクリーニングテストとして用いられる．1975年に米国のFolsteinらが考案し，日本語版は2006年（2019年1月改訂）に杉下守弘が翻訳した「MMSE-J」がある．

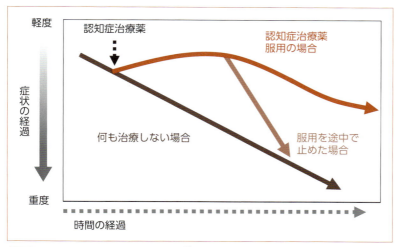

図2　認知症の経過と服薬の効果[6]

行動，および摂食拒否の状況が生じやすいのです[8)]．

摂食嚥下機能に関しては，認知症中等度より摂食行動の障害が出現しはじめ，重度では摂食行動の障害による食事介助の必要性の増加，食物形態の調整を行う必要性がでてきます．なお，認知症高齢者に対する歯科治療は健常なときに比べて技術的にも困難なことが多くなります．これらを前提とした治療計画・管理計画に関する患者と医療者との意思決定の共有が必要です．

2）患者の認知症重症度ごとの対応

健常なときからの対応とともに，認知機能の状態に合わせて治療および管理計画を立てる必要があります．

健常：口腔疾患の予防と歯の喪失防止による口腔機能の保持，口腔清掃・衛生状態の維持，健康な食生活の維持など，誰もが高齢期を迎えることを踏まえた治療および予防内容の決定
軽度：十分な配慮により治療は可能．いずれ治療困難になることを踏まえて治療を行う．患者の家族や介護者が毎日患者の口腔衛生管理をできる状況下では複雑な補綴処置も可能．認知症の進行を考慮し，それ以降のう蝕および歯周病の発症・重症化予防に関わる処置と，患者と家族および介護者に対する口腔疾患の予防に関するアドバイス（支援）が必要
中等度：理解力の低下により治療に対して拒否的になる可能性がある．特に，心理的負荷がかかる治療に対しては十分な配慮が必要．治療方針の決定に際しては，患者の協力の程度，歯科治療ニーズ，全身的健康と家族などの周囲の支援の状態を考慮に入れて決定．治療に関する説明と同意についても，症状が進行するにつれて周囲によるケアの必要性が高まるなど長期的な視点に配慮
重度：認知機能の低下によりコミュニケーションが困難であったり，身体機能

認知症の人と歯科診療のつながりを継続させる

- 治療負担の大きい保存・補綴治療は，治療への協力が可能な時期をみはからう
- 希望があったとしても効果が薄いことが予想されることの判断
- 口腔にとって第一選択であっても，認知機能低下の様子によっては妥協も必要

認知症軽度	十分な配慮により治療は可能だが，いずれ治療困難になることを踏まえて予知的な治療を行う
認知症中等度	理解力低下により拒否的になる可能性もあるため，心理的負荷がかかる治療は十分な配慮が必要
認知症重度	治療困難な場合は，可及的にQOLを重視した治療を重視する．その時点での口腔機能・衛生の維持に配慮

図3 認知症の人に対する歯科診療・管理方針[6)]

2　治療計画の考え方について

計画立案時のアセスメントポイント

● 認知症の進行の程度
● BPSDの強く出る時期かどうか（治療の時期のアセスメント）
● 治療に関する身体的な負担（基礎疾患，加齢など）
● 口腔の過敏，水や音の出る機械による恐怖の程度
● セルフケア（ブラッシング，うがいなど）の可否と度合
● 家族の同居の有無，家族や介護者の協力体制，時間や経済的な問題
● 家族や介護者の口腔に関する理解，継続的な情報提供の必要性

患者の病状（保存治療に耐えられるか？）と家族の予備力（何カ月通えるか？　意思が揺らぐ可能性はあるか）をアセスメントし，治療にかける時間と回数を配慮のうえ治療内容を判断する

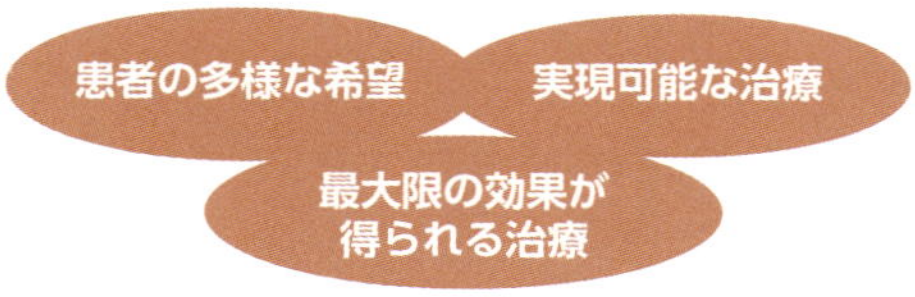

患者の多様な希望　　実現可能な治療
最大限の効果が
得られる治療

図4　治療計画とケアの計画の立案のポイント[6]

が低下したりしている．治療困難な場合は，可及的に QOL を重視する視点から，応急処置その時点での口腔機能・衛生の維持，口腔の快適さの維持を中心とする治療を選択

　これらのことに考慮し，図3 および図4 に示した方針とポイント[6] に沿って認知機能の低下段階に応じた歯科治療と管理計画が必要です．

（深井穫博）

3章 認知症の患者さんへの歯科治療

2 | 治療計画の考え方について

臨床の実際編

認知症の人の機能や状態に合わせた治療計画を提案するために，コミュニケーションの中からアセスメントし，情報を収集する方法についてポイントをみてみましょう．

CASE 初診からの治療計画の立て方

・ユウジさん，87歳，男性．アルツハイマー型認知症（中等度）
・主訴：入れ歯が合わず噛めない．
　　　　食事摂取状況　全粥きざみ食6〜8割摂取
　　　　身体状態：近距離であれば手押し車歩行で自立歩行．
　　　　移乗は比較的容易
・口腔内状況：上顎FD・下顎PDを所有しているが，今は上顎FDのみ使用していて，大開口時に脱落する．
・キーパーソン：妻．「形のあるものを食べてほしい，夫は焼き鳥の砂肝が好き．歯科治療は必要があればやってほしい．お金のかかる治療は相談してほしい」

1回目の受診

A歯科医院のテツヤ先生がユウジさんの担当医となり，治療計画を立てることになりました．テツヤ先生は問診と口腔内審査の後，以下のように要点と目標を整理して，診療を開始しました．

1）症例の要点

・協力を要する義歯の新製（印象採得，咬合採得を含む）は可能だろうか？
・下顎義歯新製した場合，使用できるだろうか？
・上顎義歯は新製の必要があるか？
・残存歯の治療の必要があるか？　その場合注水下での切削器具の使用は可能だろうか？

2）初診時アセスメントの目標

・コミュニケーションを確立しながら認知症の重症度について大枠で判断する．
・口腔内診察を行いながら口腔内の過敏症状や歯科治療に対する恐怖心や不安が生じるかの判断をする．
・歯科治療計画を立て，連携の糸口をつくる．

初診時に得た情報として以下のものがありました.

● 問診票からの情報

・介護保険証の記載からは要介護度は 3 であった.

・かかりつけ医と担当ケアマネジャーの名前がわかり，現在はデイサービス週 3 回利用していた.

● 妻からの情報

・口腔ケアの状況として「洗面所まで連れて行き，入れ歯を外して洗い歯を磨くよう声をかけている．自宅でもデイサービスでも本人が歯ブラシや入れ歯の洗浄を行っている」.

● 診療室内での様子

ユウジさんは，待合室で辺りをきょろきょろと見回していました．歯科衛生士がユウジさんに近づいて名前を呼ぶと目線が合いました.

テツヤ先生がマスクを外して挨拶をすると笑顔をみせ，うなずきました．車椅子から歯科用チェアへの移乗介助では肩や手への身体接触への拒否はありませんでした.

テツヤ先生が「ユウジさん，最近噛めないと聞いたので，歯の調子をみせていただこうと思います．よろしいですか？」ユウジさんはうなずくのみで，コメントはありませんでした．「お口を見てもよいですか？」と伝えたところほほ笑むのみでした．「お口を開けてください」と伝えると大開口してくれました．顔や口腔内に器具が触れる際には，「ちょっと触りますよ」などと声をかければ，問題なく触診可能でした.

残存歯は 5|4 で動揺は軽度，5 2| と |4 は C4，プラークの付着は多いが歯周炎は軽度で，C2 が 2 カ所あった．在宅療養中に鉤歯脱落したため下顎 PD の使用をやめていました．下顎 PD 不使用時の臼歯部咬合は右側小臼歯のみ咬合する状態でした．顎堤の不均等な吸収により上顎 FD は不適合となっていました.

3）アセスメントのポイント

以上の情報から，テツヤ先生は初診時アセスメント情報を以下のように整理しました.

・自発語は得られなかったが，簡単な指示の理解は得られる．本人任せの口腔ケアでは不十分となっている．→口腔衛生管理は家族と専門職の介入が必要だろう.

・歯科治療へ拒否は明らかではなく，簡単な歯科処置は受け入れられる可能性がある.

4）その後の対応

テツヤ先生がユウジさんに，「先に入れ歯の修理をします．でもいずれ抜歯が必要ですよ」と伝えると，ユウジさんははにかんだような表情で「いやぁ

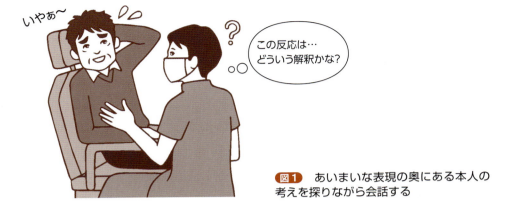

図1 あいまいな表現の奥にある本人の考えを探りながら会話する

〜」と言いながら頭を掻くしぐさを示しました（図1）．

テツヤ先生は，ユウジさん本人と妻に「抜歯よりも経口摂取状況の改善を優先し，義歯修理を先に行う」という治療プランを提案し，同意を得ました．テツヤ先生は「今後の情報共有のためにかかりつけ医師に歯科治療の開始と診療情報提供依頼を文書で行い，またケアマネジャーとも情報共有ができるように口腔内の状態と治療内容の情報提供を行いましょうね」と伝えました．

5）歯科治療の内容

歯周基本治療と義歯の鉤修理のための部分的な印象採得，義歯粘膜調整を行いました．丁寧にコミュニケーションを取りながら座位で行ったため，おおむね問題なく処置できました．妻には処置室に同席してもらい，説明しながら行いました．

2回目の受診

初診日から1週間後の予約で，ケアマネジャーからは主治医意見書の情報と介護サービスについて簡単な情報提供とがありました．

ユウジさんを45°程度の半座位（図2）とし，超音波スケーラーで歯科衛生士のマキさんが歯肉縁上の除石を行いました．ユウジさんは口腔内に多くの水をためておくことができず，すぐ起き上がって吐き出しをしようとするため，マキさんは数歯行うごとに手を止めて吸引を確実に行い，適宜休憩を入れたところ，超音波スケーラーとバキュームはおおむね問題なく使用できました．

その後，テツヤ先生が前回粘膜調整した義歯の修理（新製した鉤の組み込み）を行いました．ユウジさんが即時重合レジンのにおいや発熱に驚き拒否が起こらないよう，まず説明を丁寧にしました．しかし即時重合レジンが口腔に入った直後に，ユウジさんがひどく顔をゆがめて大きな声を出しながら修理中

2 治療計画の考え方について 臨床の実際編

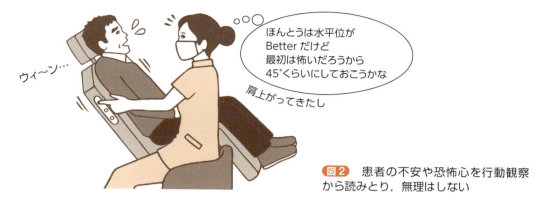

図2 患者の不安や恐怖心を行動観察から読みとり，無理はしない

の義歯を外そうとする行動がみられました．急いでテツヤ先生が義歯を外し，ユウジさんにすぐに洗口してもらうことで，落ち着いたようでした．口腔外で行う義歯修理を本人に見せ説明しながら行うと，ユウジさんは興味を持って見ている様子でした．治療の最後にはユウジさんの笑顔がみられました．

妻によるユウジさんへの口腔清掃の介助は，口腔保健指導の様子から困難であることが予想できたため，デイサービスでは今まで本人が行っていた口腔ケアを，スタッフが介助して行うようケアマネジャーに書面で依頼しました．今後，口腔衛生管理を継続するため，歯科衛生士のマキさんによる歯周処置や口腔保健指導を導入することとしました．

1）処置と指導のポイント

今回，テツヤ先生と歯科衛生士のマキさんが気をつけたのは，以下のようなことでした．

- 「恐怖心に配慮して座位に近い姿勢で行う」，「頰のマッサージをしてから口を触る」，「使用する道具を説明してから口に入れる」，「頻繁にうがい休憩を入れる」，「冷たいものが急に粘膜に触れないようにする」ように配慮
- 家での歯磨きについて，高齢の妻にもわかるような模型や図を使った説明を行い，ユウジさんの握力や指の巧緻性にあった，握りやすい太いグリップの歯ブラシを紹介
- 義歯治療で使う歯科材料による口腔内の不快感が予想されたため，できるだけ軽減できるように配慮

3回目の受診

かかりつけ医師から返書が得られ，診断名と投薬内容，抜歯に際しての留意点が確認できました．

ユウジさんと妻に，「手紙をもらってきてくださってありがとうございます．助かりましたよ」と伝えると，はにかんだ本人から「おう」と返事が得られま

した．ユウジさんに「入れ歯を使ってみましたか？」と聞くと，本人から「使えたけど……なんつーか噛んだらな……押される」と返答がありました．通法通り義歯調整を行い，上下義歯で咀嚼可能と判断し，ユウジさんと妻に対し食物形態も含めた食生活指導を行いました．「急に好物の砂肝の焼き鳥は難しいと思うが，妻が食べている食事と同じものも少しずつ試してみる」ように伝えました．

口腔衛生状態は多少の改善はありましたが，不十分であったため，通院負担も含めて通院を継続するかどうかユウジさんと妻と相談しました．妻だけでユウジさんの口腔ケアを行うのは不安だが，「慢性疾患があり付き添いできないときがある」，と妻からコメントがあり，ユウジさんに「また来月も歯医者に来てくれますか？」と聞くと「おれはいいよ」と返事が得られました．妻は，「娘にも受診を手伝ってくれるか相談してみる」，と答えました．今後は抜歯の計画を立てながら毎月受診する計画としました．

1）今後の通院や治療計画のポイント

今後の生活の継続に配慮して，以下のような情報の整理と計画を立てました．

・医師の返書から，認知症の症状に配慮すればおおむね一般的な歯科処置は問題なくできるとの情報が得られた．
・妻とデイサービススタッフのみでの口腔衛生管理は不十分であった．歯科衛生士による口腔衛生管理が必要．
・妻も病気をもっており，頻繁な来院は困難で，いずれ通いきれず中断となることが予想できた．抜歯が終わるまで外来通院が必要である．要介護3でデイサービス利用の状態では，一般的には外来通院で治療することが多いが，通院が不可能な場合は訪問診療も検討する旨を伝えた．
・ユウジさん夫婦は年金暮らしで，妻より高額な医療費支出はできないという話があった．今後，義歯新製などある程度まとまったお金がかかる治療が必要となった際は適宜相談することとした．
・ユウジさんとの関わり合いのなかから，慣れてくれば自発語が増えたり，患者の協力を要する補綴治療が可能になりそうだということ，また認知症の進行を考慮すると関わりを継続する必要があると予想された．歯科治療計画としては，咀嚼の改善を優先し，毎月の受診で人間関係や口腔内の状態が安定してから抜歯を行う方針を決定した．

▌解説

認知症と診断されているユウジさんの，治療計画立案の流れを振り返りましょう．初診時は認知症の進行の度合いやコミュニケーション方法を探りなが

ら情報収集することが重要です．いきなり大きな声で幼児に対するような言葉で話すよりは，最初は敬意をもって丁寧に話し，本人の反応をみながら，少しずつ簡単な表現にしていくと尊厳に配慮した話し方になります．認知症と診断されているとはいえ，ご本人にも考えがあり，一般の患者同様に初めての場所でご自分の考えをすべて表現するのは難しいので，徐々に関係をつくりながら方針について話合うことが必要です．歯科治療を継続することに伴う通院負担，金銭的な負担，医療介護等関係機関を含めた社会的な状況を加味して，長期的な目線で，口腔への介入を習慣化し歯科医療とのつながりを継続させるような計画立案が求められます．

Check point

・情報収集を進めながら治療に関わるコミュニケーション方法を探りましょう．
・患者を家族の社会的な状況も加味して，無理のないフレキシブルな長期計画を立てるようにしましょう．

（枝広あや子）

3章 認知症の患者さんへの歯科治療

3 | う蝕処置について

学習編

はじめに

　認知症患者の歯科治療上の問題点として，指示が通らないことや治療に対する抵抗などが挙げられます[1]．このような患者に対するう蝕処置では，インレー修復やコンポジットレジン修復でさえ困難なこともあります．また，現在の日本は多数歯を有する高齢者が増加しています．こうした高齢者は歯肉退縮を有する歯の増加により，以前にも増して根面う蝕にかかりやすい状況となっています[2]．根面う蝕は，歯冠う蝕に比べてその予防と処置は難しく，特に要支援・要介護者の多発性根面う蝕への対応は深刻です．そうしたハイリスク者の根面う蝕の予防・治療には，薬剤を用いた非外科的処置が推奨されます．

ガイドラインでは
➡ CQ7-1 参照

認知症患者に対するう蝕修復処置

　認知症患者では，認知症ではない患者に比べ歯冠う蝕および根面う蝕が多いとされています[3]．重度以上の認知症患者の歯科治療上の問題点として，開閉口の指示に従ってもらえない，咬合採得ができない，治療に対する抵抗（易怒性，攻撃的な行動）が挙げられています．このような場合のう蝕に対する対応は，注水によるむせがある場合や通法の治療が困難な環境下にある場合などでは，非侵襲的修復法（atraumatic restorative technique：ART）が推奨されています[4]．この方法は，手用切削器具のスプーンエキスカベータにてう蝕を除去し，グラスアイオノマーセメントで充塡を行い，手用研磨ストリップスで研磨を行います．スプーンエキスカベータや手用研磨ストリップスの使用により，通常の回転器具に比べ患者の肉体的負担が軽減されます．また，グラスアイオノマーセメントは，防湿が困難な症例でも使用することが可能です[5]．う蝕除去から研磨までを手用の器具にて行った場合でも治療の成功率は8割を下回らないという報告もあることから，非侵襲的修復法は認知症患者に有効であるといえます[4]．

根面う蝕について

　成人期における歯周病の進行や，歯周治療あるいは不適切なブラッシングに

3　う蝕処置について　**学習編**

よる歯肉退縮により，露出した歯根面にしばしば根面う蝕が発生します[6]．わが国の根面う蝕の最新の疫学データでは，すでに歯肉退縮の認められる 20 歳代から発生しはじめ，70〜80 歳代の有病率が 50〜60 歳代よりも高くなっていると報告されています[2]．セメント質や象牙質は，コラーゲン主体の有機成分を含みます．それゆえ根面う蝕の進行には無機成分の脱灰に加え有機成分の分解も伴うため，エナメル質う蝕の予防法が必ずしも根面う蝕の予防法に効果的とはいえません．

根面う蝕の管理 （表 1）

ガイドラインでは
➡ **CQ7-2** 参照

1）一次予防（発生予防）

　一次予防の基本はプラークコントロールとフッ化物の応用です．特に，要支援あるいは要介護の虚弱高齢者に対して，Gluzman らはプロフェッショナルケアとしてフッ化ジアンミン銀塗布（日本では高齢者のう蝕予防は適応外使用），セルフケアとして非晶質リン酸カルシウム配合歯磨剤（2019 年 3 月現在，日本では未発売）と 250 ppmNaF 洗口の併用を推奨しています[7]．

2）二次予防（初期活動性根面う蝕の慢性化）

　0.5 mm 以下の浅いう窩の場合は，仕上げ研磨用ポイントや研磨ペーストなどで歯面清掃しやすいように形態修正および研磨を行い，フッ化物塗布にとどめて，修復処置は行いません．Gluzman らはプロフェッショナルケアとして，1〜3 カ月ごとの 22,500 ppmNaF バーニッシュの塗布とフッ化物配合歯磨剤あるいは洗口剤の日常使用の併用，セルフケアとして 4,500〜5,000 ppmNaF 歯磨剤あるいはゲルの日常使用を推奨しています[7]．

　しかし，わが国ではう蝕予防のためのフッ化物の歯面塗布剤は 9,000 ppmNaF，歯磨剤へのフッ化物の添加は 1,500 ppmNaF に規制されているため，国内で使用可能な 38% フッ化ジアンミン銀以外のフッ化物を用いて欧米の報告と同等の二次予防効果が得られるかは不明です．

　一方，日本歯科保存学会のガイドラインによると，初期根面う蝕に対する

表1　根面う蝕の管理

	う蝕の状態	歯科での対応	セルフケア
一次予防	なし	・フッ化物歯面塗布 ・38%フッ化ジアミン銀塗布（適応外使用）	・プラークコントロール ・フッ化物応用（歯磨剤，洗口剤） ・非晶質リン酸カルシウム配合歯磨剤（2019 年 3 月現在日本未発売）
二次予防	実質欠損 0.5 mm 未満のう蝕病変	・ポリッシング ・フッ化物歯面塗布 ・38%フッ化ジアンミン銀製剤塗布	
	実質欠損 0.5 mm 以上のう蝕病変	・防湿可：コンポジットレジン修復 ・防湿不可：グラスアイオノマーセメント修復	

69

> **初期活動性う蝕**
> 肉眼的には表面の陥凹が見られる軽度の軟らかい，または，なめし革（レザー）様病変であり，具体的にはプローブによってソフト感あるいは粘着感が触知される．

フッ化物を用いた非侵襲的治療は，フッ化物配合歯磨剤と 0.05％ NaF 配合洗口剤を日常的に併用することにより，初期活動性う蝕を再石灰化させ，非活動性にすることが可能であるとされています．欠損の深さが 0.5 mm 未満の初期活動性う蝕であれば，再石灰化できる可能性があるとして，まずフッ化物を用いた非侵襲的治療法を行って，再石灰化を試みるよう推奨しています [5]．

3）フッ化ジアンミン銀によるう蝕の進行抑制

認知症患者において通常の修復治療が困難な根面う蝕の進行を抑制するために，歯科医師あるいは歯科衛生士による歯面清掃の後に 38％フッ化ジアンミン銀製剤を塗布することは有効と考えられます．使用する場合には，塗布によりう蝕病変が黒変すること，また，一過性に周囲粘膜が白濁する場合があることを，本人ならびに家族等に伝え，了承を得るべきです．

4）修復処置

明確なう窩がある場合は，充塡処置が必要です．窩洞形成は基本的にはう蝕検知液の染色性を指標に，感染歯質を低速回転ラウンドバーあるいはスプーンエキスカベータで削除するだけでよく，また，感染歯質の取り残しを防ぐため，よりはっきりとした目安としてフッ化ジアンミン銀の活用が提案されています [8]．修復材料にはコンポジットレジンとグラスアイオノマーセメントが用いられます．処置 1 年後の辺縁適合性や二次う蝕発生の点で 2 つの材料の間に有意差は認められないため，防湿が可能で接着システムの性能を十分に発揮させることができる場合はコンポジットレジンを使用し，う蝕が歯肉縁下に及ぶなど防湿が困難な場合にはグラスアイオノマーセメントを使用することが推奨されます [8]．

（櫻井　薫）

3 | う蝕処置について

臨床の実際編

　根面う蝕の根本的な予防は歯周病の予防・治療です．露出してしまった歯根面に対してはプラークコントロール，特にデンタルフロスや歯間ブラシによる隣接面清掃，フッ化物の応用，知覚過敏抑制剤による露出象牙細管の封鎖，唾液分泌の促進による口腔内自浄作用の改善，定期的な専門的歯面清掃などが必要です．

治療協力度に応じた根面う蝕の処置法

　高齢患者にみられるう蝕の多くは根面う蝕です．歯肉退縮による歯根露出がなければ根面う蝕は発生しません．認知症患者は口腔清潔への関心が薄れ，セルフケアであるブラッシングの動作もできなくなります．プロフェッショナルケアも開口拒否があると困難になります．そのため，根面う蝕が多発し，次々と残根化し，急速に咬合の崩壊が進みます．こうなると歯科医療専門職でも対処に苦慮することがしばしばです．

　このような場合は通常の修復治療ができないため，薬物を使った非修復処置（nonrestorative treatment）[1] が必要になります．すなわち，患者の治療協力度に応じた処置法を選択します．本稿では，セルフケアが十分にできない認知症患者の治療協力度に応じた，う窩のある活動性根面う蝕🔑の処置法について述べます（表1）．

長時間開口できる患者

　通常の健常者に対する修復処置が可能です．接着システムの性能を十分に発揮させうる条件下ではコンポジットレジン（CR）を，う蝕が歯肉縁下に及び，

🔑**活動性根面う蝕**
健全部と明らかに区別される変色した軟化領域で，探針が容易に入り，引き抜くときに若干抵抗があり，病変がセメント—エナメル境あるいは完全に歯根面に限局しているもの．それに対して非活動性根面う蝕は明らかな暗褐色あるいは黒色の変色を示し，病変部はしばしば滑沢で光沢があり，探針による触診でも硬いもの．

表1　認知症患者の治療協力度による根面う蝕の処置

	患者協力度		
	長時間の開口可能	短時間の開口可能	開口拒否
開口保持法	・不要	・リップリトラクター	・リップリトラクター ・バイトブロック
処置法	・CR ・GIC ・SDF	・ART ・SDF	・SDF ・水硬性仮封材 ・ストッピング

CR：コンポジットレジン，GIC：グラスアイオノマーセメント，SDF：38％フッ化ジアンミン銀，ART：非侵襲的修復法

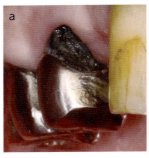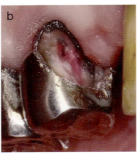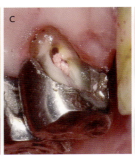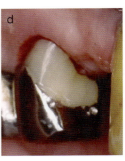

図1 全部金属冠の二次う蝕の補修修復
a：術前．4⏌のクラウンのマージン部に発生した二次う蝕に対して，あらかじめSDFを塗布して黒染することで病変部を明確にし，進行抑制を図った
b：窩洞形成途中．黒染部を選択的に削除し，窩洞外形を決定し，さらにう蝕検知液の染色性を指標に淡いピンク色になるまで感染歯質を除去する
c：窩洞完成．窩洞外形は歯肉縁下，クラウン内面，頰舌側面を含み，歯髄腔に至る
d：術後．フロアブルコンポジットレジンで修復した

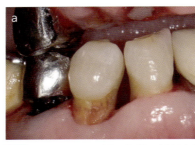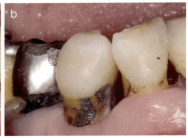

図2 SDFによる根面う蝕の検知と進行抑制
a：処置前．下顎犬歯の露出根面にう蝕が疑われるが，病変の範囲が不鮮明である
b：SDF塗布1週後．う蝕病変が黒染され，その範囲が明確になった．う窩が浅いため進行抑制を期待しながら口腔環境の改善を図り，経過観察する

　防湿が困難な場合にはグラスアイオノマーセメント（GIC）を使用することが推奨されます[2]．また，修復物辺縁に発生した二次う蝕の場合は，CRによる補修修復が推奨されます[2]（図1）．この場合，歯質と同時に各種修復材との接着も必要なため，ユニバーサルタイプのボンディング材を使用します．
　非修復処置では1970年代に歯科治療が満足に行えない低年齢児のランパントカリエスの進行抑制に頻用されたフッ化ジアンミン銀（SDF）38％溶液[3]（サホライド®）の塗布が推奨されます．術式は乾燥歯面に薬液を染み込ませた小綿球あるいはミニブラシで3～4分間塗布し，水洗あるいは洗口します．この処置を2～7日間隔で3回程度繰り返します．以後3～6カ月ごとに経過観察してう蝕の進行状態を確認し，必要に応じて追加塗布を行うか，患者の状態をみて修復処置を行います．この薬剤はわずかにアンモニア臭と苦味があること，またう蝕病変が黒染されることを事前に患者あるいは介助者に説明しておきます（図2）．セルフケアがある程度できる患者で欠損の浅い初期活動性根面う蝕がある場合には，1,100 ppmF以上のフッ化物配合歯磨剤の日常的使用によって再石灰化が期待できます[2]．

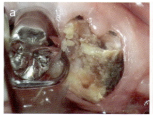 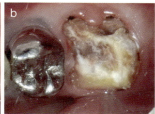 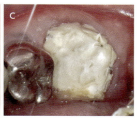

図3 短時間しか開口できない認知症患者のART症例
a：80歳代男性，下顎第一大臼歯．スプーンエキスカベータで軟化象牙質を除去している
b：軟化象牙質の除去終了
c：粉液型GIC（ケアダインレストア®）を充塡

短時間しか開口できない患者

　短い時間しか開口できない患者では治療時間の制限と回転切削器具の使用における安全性が危惧されるため，小児や障害者の場合と同様に手早い処置が必要になります．この場合は非侵襲的修復法（atraumatic restorative technique：ART）が推奨されます．ARTはもともとWHO（世界保健機構）が歯科医療資源に恵まれない開発途上国の初期う蝕治療のために開発した技法です．GICの歯質接着性とフッ化物による2次う蝕予防効果を期待し，う蝕の初期段階でスプーンエキスカベータによってう蝕部のみを除去し，GICを充塡修復するものです．主に乳歯や幼若永久歯の歯冠う蝕に用いられていましたが，近年では高齢者の根面う蝕にも効果があることが評価されています[4]．回転切削器具が使えないことが前提ですので，無麻酔下でスプーンエキスカベータで軟化象牙質を可及的に削除します（図3a，b）．その後，粉液型の充塡用GIC（フジIX®，フジVII®，ケアダインレストア®など）をCRシリンジで塡入し，充塡器で形態を整えます．研磨は行いません（図3c）．術後は定期的に経過観察します．

　一方，非修復処置では前述のようにSDF塗布を繰り返します．残根歯の鋭縁が舌や口腔粘膜を傷害する場合は，削合したうえでSDFを塗布します．

開口拒否のある患者

　開口を拒否する患者から攻撃的な行動や言動により治療に抵抗されると，通常の歯科処置は危険です．何とかバイトブロックで開口できた場合はSDFを塗布します．食片が入りやすく，歯面清掃に支障があって，歯髄症状を出さないためにどうしても窩の封鎖が必要な場合は，唾液で硬化する水硬性仮封材（キャビトン®，ハイ-シール®）あるいはストッピングで手早く仮封します（図4）．この場合，開口保持，口腔内洗浄，バキューム操作，身体拘束などに2人がかりあるいは3人がかりとなるため介助者との円滑な連携が不可欠です．

> 3章　認知症の患者さんへの歯科治療

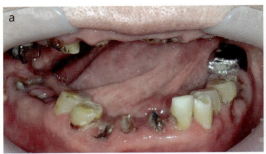
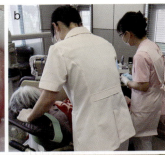
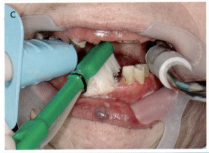
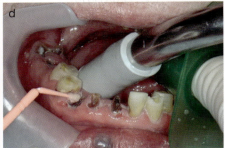
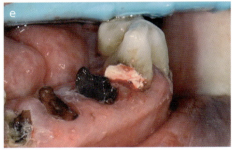

図4　開口拒否のある認知症患者のう蝕処置
a：80歳代女性，上下顎に多数の残根歯を認めた
b：2人がかりで強制開口した
c：バイトブロックとバキュームを挿入し，吸引歯ブラシで歯面清掃を行った
d：う蝕歯にミニブラシでSDFを塗布した
e：|2 の近心歯頸部のう窩に水硬性仮封材（キャビトン®）を充填した．残根歯にはSDFが塗布されて黒染されている

Point

　多発性根面う蝕により咬合崩壊し，全身状態が悪化することで歯科処置が困難にならないように，認知症が診断された早期から対処する必要があります．認知症の病状の悪化によってセルフケアができなくなった時点で，歯の保存の価値を考え直す必要もあります．これまでう蝕治療といえばほとんど歯冠う蝕を対象に考えられてきました．しかし，根面う蝕は歯冠う蝕に比べ，診断と修復処置が難しく，保存修復の原則が当てはまらないことがあります．認知症患者のう蝕は修復処置よりも，予防・慢性化処置を優先すべきです．

（福島正義）

3章 認知症の患者さんへの歯科治療

4 外科治療について

学習編

認知症の患者さんの外科治療に関しては，①「認知症高齢者において抜歯の適応を決定する視点は何か」，②「認知症高齢者において抜歯を含めた侵襲的歯科治療🔑を検討する際に配慮すべき点は何か」，の 2 つのクリニカルクエスチョンを元に考えていきます．

🔑 侵襲的歯科治療
局所麻酔などが必要な疼痛刺激を伴う処置を想定している．

認知症高齢者において抜歯の適応を決定する視点は何か

認知症高齢者は歯科医療機関への受診が困難なため，要治療歯が放置され，重篤な感染症を併発するとの報告が多くあります．認知症高齢者では，歯科受療能力を認知機能やフレイル🔑の視点から見極め，本人および介護者などが管理しやすい口腔内環境を整備する必要があります．認知症高齢者の抜歯の適応は，通常の高齢者と変わりません．しかし，歯科治療の受療能力（治療必要性への理解度，新義歯装着時の受け入れなど），ADL，生活環境（歯科受診の頻度など）などを考慮して検討する必要があります．

歯科医学的に抜歯適応は，「う蝕が著しく進行し，保存・修復処置が不可能である歯」，「動揺の著しい歯」，「急性炎症症状をたびたび引き起こす歯」[1] などとされています．

これらの要素に加え，認知症高齢者においては，認知機能評価（ガイドライン CQ4-1，以下同）・フレイルなどの老年医学の視点，医療安全の視点，適切な行為を保証し自己決定権を尊重する医療契約の視点（CQ 5-5）などに併せて，介護者などの有無や協力体制なども含め検討する必要があります [2, 3]．

認知症高齢者は，自発性や手指の巧緻性の低下，視空間認知機能障害などにより，口腔のセルフケアが不十分になってきます．そのため健常な高齢者と比べて根面う蝕や歯周病などが多発し，進行するといわれています（図 1）[4]．また，病期が進むにつれて意思疎通が困難になるため，口腔内の不具合を他者に伝えることができず [5]，医療機関への受診が遅れ，重症化してから発見されることが少なくありません [6]．医療機関を受診できたとしても治療が困難になることが多く，抜歯を含む歯科治療が実施されない場合も多くなります [7]．そのため，さらに口腔内環境が悪化した結果，重症感染症に至るという症例も多く報告されています [6, 8, 9]．

また，認知症高齢者において，自然脱落した歯を誤嚥した結果，肺炎をきた

ガイドラインでは
➡ CQ8-1 参照

🔑 フレイル
加齢に伴うさまざまな機能の変化や予備能力の低下によって，健康障害に対する脆弱性が増加した状態．認知症高齢者に対しては主に認知症の進行や行動・心理症状への対応が優先されるために，フレイルへの対応が十分でなかったり，遅れてしまう場合が多いことを念頭に置く必要がある．

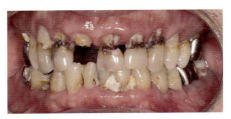 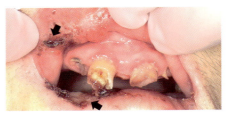

図1 根面う蝕や歯周病などが多発し，急激に進行した認知症高齢者の口腔内

図2 残存歯による上下口唇粘膜の損傷（矢印）

した症例[10]，不明熱が未治療歯を抜歯したことにより改善した症例[11]の報告もあり，口腔内環境の悪化は全身に及ぶ感染症の一因として注意しなければなりません．放置されたう歯を抜去したことで疼痛が消失し，介護者への咬みつき行動がみられなくなった症例も報告されており，歯痛も行動・心理症状発現の一要因であると考えられています[12]．これらの報告からは，偶発症の発生リスクを軽減するために抜歯の適応範囲を拡大して検討する必要があります．また，介護保険施設などでは残存歯による口腔粘膜損傷（びらん，潰瘍，切傷，擦過傷など）も多く（図2），粘膜保護の面からも抜歯の適応を考える必要があります．しかし，管理・ケアの条件が整っていて歯を保存できるケースでは，審美，心理，機能の面からも保存すべきであることはいうまでもありません．本人や家族，介護スタッフなどの意見を統合し，さらに現状を十分に考慮して抜歯を検討することが推奨されます．

> ガイドラインでは
> ➡ CQ8-2 参照

認知症高齢者において抜歯を含めた侵襲的歯科治療を検討する際に配慮すべき点は何か

　認知症は判断・思考・情報処理能力が低下するため，侵襲的歯科治療の適否を決定する際には本人の意思決定能力に応じて，家族や介護者などとともに自己決定を行う際の支援が必要となります．処置を行う際には情報処理能力の低下により痛みや不安などストレスに対する抑制が困難であることなどを考慮し，疼痛や環境の変化が刺激とならないように配慮する必要があります．記憶力や認知機能の低下の状態に応じた，処置後の対応も考慮します．

　医療行為はインフォームドコンセントに基づいて行われます．認知症高齢者においても同様の対応が必要ですが，判断力・思考力，全般的な情報処理能力が低下しているため，意思決定が困難となります．そのため，他の医療者や家族，介護者などと協力して，患者本人の意思決定能力の評価を行い，その程度に応じて，家族や介護者などとともに適切な情報提供と自己決定のための支援（CQ5-6）を行う必要があります[13]．本人が意思決定能力を欠く場合には，家族や親族から同意を得て医療行為を行うことになりますが，家族や親族がい

4 外科治療について

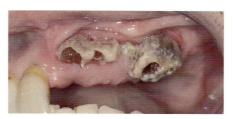

図3 骨粗鬆症治療薬（骨吸収抑制薬）による顎骨壊死

ない場合は対応に苦慮することになります[14]．また，侵襲的歯科治療を行わない場合でも，可能な限り痛みなど症状を除き，日常生活が継続できるような代替案を提案する必要があります[15]．

治療に同意が得られても，認知症高齢者では処置前の基礎疾患や処方薬の把握が十分でない可能性があります．周術期管理を行ううえでは，患者本人だけでなく家族や医科主治医より基礎疾患や処方薬，サポート体制などについて，十分な情報を収集する必要があります[16]．

特に薬剤については十分な情報の収集が必要です．多くの認知症高齢者は，服薬管理能力や服薬アドヒアランスが低下しており，服薬時の注意が順守できていないことが多くあります[17-20]．注意すべき薬剤の1つとして骨粗鬆症治療薬（骨吸収抑制薬）があります．これらの薬剤の使用は顎骨壊死のリスク因子であり（図3），侵襲的歯科治療を検討する際に十分配慮する必要があります．通常，骨粗鬆症治療薬は経口製剤ですが，服用前後は空腹状態にしておく必要があり，服用後も30～60分間は上体を起こしておかなければならないため，認知症高齢者では注射薬が選択されることがあります．注射薬の場合はお薬手帳に記載されていないか，半年に1回の投与間隔で行われていることもあるので，注射薬も考慮した薬歴聴取が必要となります．

さらに認知症高齢者ではストレスに対する抑制が困難であることが多く，疼痛や環境の変化が刺激となり行動・心理症状を引き起こす可能性があります．処置に伴う刺激や苦痛により予期せぬ体動が起こり，処置の中断を余儀なくされるケースがあることを考慮し，あらかじめ対策を講じておくことが必要です．行動調整法にて協力が得られない場合には，全身管理が行える環境下で治療を行うことも考慮する必要があります．

処置後の出血の対応においては，処置後ガーゼを咬むなどの指示に従うことが困難であり，圧迫止血により止血が得られない場合，局所止血剤の挿入，緊密な縫合，止血床の装着などの対応を準備しておく必要があります．周術期管理に苦慮することが予想される場合には，病診連携を図り，有床施設における入院管理下での歯科治療も選択肢の1つとして考慮する必要があります．

（渡邊　裕）

3章 認知症の患者さんへの歯科治療

4 外科治療について

臨床の実際編

▌CASE 1　原因不明の発熱

　CASE 1の患者さんのカナコさんは，発熱が原因でB総合病院救急外来を受診しました．カナコさんは認知機能低下により口腔ケアに関する拒否があり，口腔内の観察も難しかったため，口腔に関する情報はほとんどありませんでした．

　さらに，痛みを伝えるコミュニケーション能力が低下しており，家族やケアワーカーが口腔の状態を把握することも困難な状態で来院されました．

1）患者来院から検査，対応

　B総合病院歯科口腔外科研修医のエイジ先生は，同病院の循環器内科より図1のような連絡を受け，指導担当歯科医師のヨシコ先生と診察することとなりました．

エイジ先生の心の声：（まずは，感染性心内膜炎の感染源が口腔内にあるかの評価を行えばいいのかな．でも，認知症が進んでいて診察が難しそうだなぁ，どのように検査を進めていけばいいんだろう？　まずヨシコ先生に聞いてみよう）

エイジ先生：ヨシコ先生，循環器内科から感染源が不明の心内膜炎がある患者さんの口腔精査のコンサル依頼がきています．重度の認知症があって指示に応じられず診査が難しいようですが，どうしたらよいでしょう

歯科口腔外科　初診医　御机下
患者：○○カナコ殿　97歳，女性

発熱と強い倦怠感のため，4日前に救急外来を受診し当科に入院された患者様です．血液培養は陽性，心エコー検査の結果から感染性心内膜炎と診断し，抗菌薬投与を開始しています．ご本人は重度認知症であるため指示に応じられず詳細は不明ですが，口腔領域の感染源の有無に関して精査をお願いします．
【基礎疾患】
重度認知症，高血圧症，慢性心不全，慢性腎不全Grade 4（高度低下），骨粗鬆症，大動脈弁閉鎖不全症
【内服薬】
抑肝散 2.5 g/包 1.0包，レニベース錠 2.5 mg，アーチスト錠 2.5 mg　以上1日量
フォサマック錠 35 mg　週1回1錠

循環器内科　○○拝

図1　循環器内科からの依頼状

4 外科治療について　臨床の実際編

　　か？

ヨシコ先生：感染性心内膜炎の診断経緯はカルテ見てみた？　確認してみて．

エイジ先生：（電子カルテを見ながら）ええっと，血液培養結果は陽性で *Staphylococcus aureus*（黄色ブドウ球菌）が検出されています．それと心エコー検査では大動脈弁に 8×6 mm の疣贅を認めたそうです．

ヨシコ先生：なるほどね．*Staphylococcus aureus* が検出されているから口腔領域の感染巣の評価はしたいよね．いずれにしても，まずは患者さんを拝見してみましょう．

2）診察時所見と抜歯の計画

　エイジ先生とヨシコ先生は診療室の患者さんに会ってみました．まず，顔貌所見からは腫れ，発赤などは認めませんでした．その後，指導医のヨシコ先生が丁寧に患者さんに繰り返し説明することにより，口腔診査を行うことができました．その結果，口腔衛生状態は不良，さらに|6 が残根状態でポケットより排膿を認め，口腔領域の感染源としての疑いがもたれました（図2）．精査目的にパノラマ X 線撮影を行おうとしましたが，指示に応じることが不可能で，撮影はできませんでした．

ヨシコ先生：入院してから画像診断はしてないかな？

エイジ先生：（電子カルテを見ながら）全身検索のために CT を撮影しているようです……．頭部 CT 撮影で上顎洞が含まれていますね．左側上顎洞に軟部組織陰影があります．これが，上顎洞炎の所見ですかね（図3）．

ヨシコ先生：耳鼻咽喉科の先生に画像を見てもらってコメントをもらいましょう．もし鼻性上顎洞炎の可能性が低ければ，|6 が原因の歯性上顎洞炎の疑いが強くなるからね．

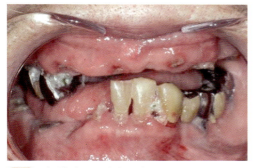

図2　初診時の口腔内写真
口腔清掃状態は不良で，う歯，残根歯も多数

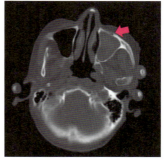

図3　頭部 CT
左側上顎洞に不透過性の亢進がみられる

79

エイジ先生：了解です.

　病院内の耳鼻咽喉科に対診し，「鼻内所見から，慢性副鼻腔炎というよりは左上顎洞のみの炎症で，歯性上顎洞炎の疑いが強い」とのコメントがありました. そこで，エイジ先生は原因歯（6）の抜歯を計画することになりました.

ヨシコ先生：まず，基礎疾患と内服薬をチェックして，抜歯における問題点とその対応をチェックしてみましょうか（図4）.

ヨシコ先生：（計画案を見ながら）なるほど. まず，基礎疾患のある方への抜歯に関しては，ご家族がイメージしているよりさまざまなリスクがあるから，明確に説明してください. 抜歯後に顎骨壊死が生じるリスク[2]も十分説明して，ご理解いただく必要があるね.
　　　　　特に認知症患者さんへのインフォームドコンセントは，「ご家族が本人の意思を推定できる場合には，その推定意思を尊重し，本人にとっての最善の方針をとる」，「家族などが本人の意思を推定できない場合には，本人にとって何が最善であるかについて，本人に代わる者として家族などと十分に話し合い，本人にとっての最善の治療方針をとる」[3]，ということになっているけど，カナコさんの場合には「本人の理解力に応じたわかりやすい言葉で説明をしたうえで，理解と了解（インフォームドアセント）を本人から得ることに努力する」ということも考慮しないとね.

エイジ先生：なるほど.

ヨシコ先生：それと，カナコさんには内服薬が処方されていたけど，骨吸収抑制薬は内服方法が難しいから認知症患者さんでは注射薬が選択されることもあるので，既往に骨粗鬆症があった場合，薬歴はお薬手帳を見るだけではなく，注射薬がないかどうかの確認を必ずしたほうがいいですね.
　　　　　あとはエイジ先生の立てた案でOKですので，抜歯予約をとって進めてください.

○感染性心内膜炎の治療と慢性腎不全および慢性心不全の対応
　→疾患に配慮した抗菌薬投与[1]および輸液管理は循環器内科主治医に処方を依頼
　→入院下に歯科処置を実施
○骨吸収抑制薬（フォサマック®錠）内服中
　→抜歯後の顎骨壊死リスクに関して家族に説明
　→歯科衛生士による口腔衛生管理と介護者への口腔清掃介助法の指導
○重度認知症により歯科治療へ協力が得られない可能性が高く，治療のストレスによる血圧上昇が予想される
　→静脈内鎮静法などでの歯科治療を計画

図4　テツヤ先生が作成した抜歯実施に向けた計画案

4　外科治療について

エイジ先生：予約を入れておきます．カナコさんへの説明については図を書いたりして工夫してみますので説明の前にチェックしていただけますか？　またご家族への説明のときに同席お願いします．

ヨシコ先生：了解！

3）その後の経過

　歯科初診から3日目に上記の計画に沿って抜歯が行われました．抜歯後2日目より熱が下がり，笑顔もみられるようになりました．抜歯後7日目には抜歯部位の治癒も良好で出血もなかったため抜糸となりました．その後，循環器科にて感染性心内膜炎への抗菌薬での治療が継続され，4週間後に感染徴候が陰性化したため退院となりました．

> ☞ **Check point**
>
> 　本CASEでは行動調整法🔑によっても協力が得られず，パノラマX線撮影も実施できない状態でしたので，静脈内鎮静下での抜歯術を選択しました．今回のように診療室への通院では周術期管理に苦慮することが予想される場合には，併存疾患への対応も含め医科主治医との連携，さらには医病診連携を図り，有床施設における入院管理下での歯科治療も選択肢の1つとして考えてみましょう．

🔑 **行動調整法**
　歯科で行われている行動調整法には，
・行動変容法
・笑気吸入麻酔法
・静脈内鎮静法
・全身麻酔法
・身体抑制法
などがある．

CASE 2　抜歯後の止血への対応

　CASE 2の患者であるハナコさんは，ADLがほぼ自立しており歯科治療に対しても協力的でしたが，紹介元から「応急処置後に口腔内安静の指示に従えなかった」との情報提供がありました．

　また，内服薬や基礎疾患より観血的処置後に出血のリスクが高く，注意を要する必要がある患者さんです．

1）患者来院から検査，対応

　B総合病院歯科口腔外科研修医のエイジ先生は，初診で以下のような紹介状（図5）とX線写真（図6）を持参した患者さんを診察することになりました．

エイジ先生の心の声：（認知症患者さんとのことだけど，紹介医でX線撮影できたみたいだし，一般的な診察や日常的な会話は大丈夫そうだ．でも，紹介状の情報からは口腔内に違和感があると行動・心理症状（BPSD）が出現する恐れがありそうだなぁ．抜歯後の違和感から抜歯部位を触ってしまいそうだ．対応に関して，ヨシコ先生と相談してみよう）

エイジ先生：ヨシコ先生，抗血栓療法を行っている軽度認知症患者さんの抜歯

3章 認知症の患者さんへの歯科治療

A総合病院　歯科口腔外科　初診医　御侍史

患者：○○ハナコ殿　85歳，女性
病名：5⏌う蝕第4度

経緯：昨日（○年X月X日），右側上顎臼歯部の疼痛を主訴に当院初診来院した患者様です．軽度認知症と診断されているそうですが，当院での診察に関しては協力的でした．しかし，口腔診査後患部のポケット洗浄を行ったところ，処置後患部をずっと指で触る動作がしばらく続き，何度も説明をしたのですが，口腔内の安静を保つことが困難でした．
　当院では 5⏌ は抜歯適応と診断しましたが，抗血栓療法🔑を受けていることもあり，口腔外科での抜歯を勧めたところ貴院で治療したいとのご家族の希望でしたので，貴院ご紹介申し上げます．当院で撮影したパノラマX線写真（図6）を同封いたします．
　御高診のほど宜しくお願い致します．
　また，かかりつけ医院である○○内科様より以下の情報をいただいておりますので，ご参考になさってください．

【既往歴】
認知症，胃癌術後（胃全摘），甲状腺機能低下症，C型慢性肝炎（現在HCV陰性），慢性心房細動．
　なお，先月の血液検査ではPT-INR 3.0であり，抗血栓療法を継続して抜歯可能とのコメントをいただいています．
【内服薬（1日量）】
ワルファリン錠2 mg，アーチスト錠1.25 mg，コバシル錠2 mg，ルプラック4 mg，フランドールテープ40 mg（外用貼布）

○○デンタルクリニック　××拝

🔑 **抗血栓療法**
　CASE 2では心疾患のため，かかりつけ内科でワルファリン（ワーファリン錠®）による抗血栓療法がなされていました．抗血栓療法患者の抜歯に関するガイドライン[4]では「ワルファリン服用患者で，原疾患が安定し，INRが治療域にコントロールされている患者では，ワルファリンを継続投与のまま抜歯を行っても重篤な出血性合併症は起こらない．なお，肝疾患等の止血機能に影響を与えるような異常が存在する患者では注意が必要である」と記載されています．

図5　患者が持参した紹介状

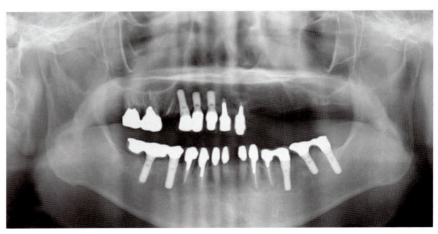

図6　紹介状とともに持参したパノラマX線写真
紹介元の歯科医院で，6年前（認知症発症前）にインプラント治療を受けていたとのこと

4　外科治療について

依頼が来たのですが，患者さんを拝見する前に出血への対応法などについて少し相談させてください.

ヨシコ先生：（紹介状を見ながら）この患者さんは，ワルファリンを服用されていることはもちろんだけど，C型慢性肝炎の既往があるから，その面からも血液凝固系に注意しないといけないね．まずは患者さんを拝見しましょう.

2）診察とその後の治療方針

　診察後，患者さんの口腔所見は紹介元からの情報と一致していたことから，具体的に治療（抜歯）計画を立てるために検査を行うこととなりました．患者さんが血液検査などへ回っている間に，エイジ先生とヨシコ先生でディスカッションが始まりました.

ヨシコ先生：さてどういう方向で進めようか．止血法はどうする？

エイジ先生：紹介状記載の情報から，抜歯後の圧迫止血がうまく行えないことが予想されるので，局所的止血剤を抜歯窩に入れて縫合にて止血しようと思っています.

ヨシコ先生：なるほど．でも紹介状の情報では抜歯後に指で触ってしまいそうなので，止血床を作って創面保護する方法も準備しておいたらどう？それから患者さんは，付き添いのご主人と二人暮らしだったよね.

エイジ先生：そうです．ご主人もご高齢で，説明のときも何回か同じことを繰り返し聞いてました．ご家族も近隣にはおらず，老老介護のようです.

ヨシコ先生：抜歯後の口腔内の違和感からBPSDが出る恐れがあるし，抜歯後の出血リスクも高いし，ご主人の介護力のことを考えると入院管理下での抜歯の方向で計画を進めるのがよさそうかな.

エイジ先生：分かりました．ご主人と相談して，その方向で計画進めてみます．また報告しますので，確認をお願いします.

4）その後の経過

　抜歯処置日に入院して抜歯後の対応を行うことに関してはご主人の理解が得られ，入院管理下に抜歯を実施することになりました.

　抜歯当日の血液検査ではPT-INR 🔑は3.0であり，抜歯可能な状態であることを確認しました．抜歯は局所麻酔を使って，通法通りに行われました．抜歯窩に局所的止血剤を挿入し，3針縫合しました．歯科処置に関しては協力的で問題なく抜歯を終えることができました.

　縫合後，ガーゼ圧迫法について説明しましたが，繰り返し説明を行っても理解が得られず，すぐにガーゼを口腔外へ取り出して創面を指で触る動作がありました．そこで，事前に作製準備しておいた止血床を創面に装着したところ，

🔑**PT-INR（INR）**
　プロトンビン時間（PT）は使用する試薬によってばらつきが発生するため，値を標準化したPT-INRが血液凝固因子に関する指示として使われている．詳細は文献4を参照.

83

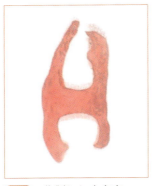
図7 作製した止血床

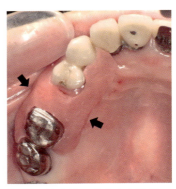
図8 抜歯後に止血床を装着（矢印）

創面を触る動作は落ち着き，止血が得られました（図7，8）．
　また，痛みを訴えるコミュニケーション能力の低下も想定されたので，鎮痛薬は定時処方として服用してもらいました．
　抜歯翌日，創面からの出血はなく，食事摂取も良好であったため，止血床を装着した状態で退院しました．また，睡眠の状態，食事摂取状態などにも課題はなく，疼痛を訴える様子もなかったことから，鎮痛薬は頓用するようにご主人に説明しました．1週間後，外来にて抜糸と止血床の除去を行いました．その際に後出血は認めず，創面の治癒も良好でした．
　以降の歯科的対応は，紹介元の歯科医院に依頼することとしました．患者さんは紹介元の歯科医院でインプラント治療も受けていることから，今後も定期的・継続的に紹介元歯科医院に通院する重要性を患者さんのご主人に説明し，その内容を理解していただきました．

Check point

　健康成人を対象とした知見ではありますが，観血的処置前に鎮痛薬の投与を行うことで，先制鎮痛（術後疼痛をより効果的に抑制することを目的として，処置侵襲が加わる前に実施する鎮痛処置）を図ることができるとの報告があります．痛みを訴えるコミュニケーション能力の低下が疑われる認知症の人において，抜歯などによる術後疼痛を軽減するための選択肢として先制鎮痛も選択肢の一つと考えます．また，高齢者に鎮痛薬を使用する際には他の内服薬との相互作用や消化器症状，肝機能障害，腎機能障害への配慮は必須です．今回のケースはご本人が痛みを訴えることが難しいと予想されましたので，主治医と相談して抜歯後の局所麻酔効果の消失が予想される前から鎮痛薬の内服を開始し，抜歯処置後1日間は奏効時間を計算し鎮痛薬の効果が持続するように定時投与しました．

（本橋佳子・森美由紀）

3章 認知症の患者さんへの歯科治療

5 補綴の考え方について

学習編

はじめに

認知症患者に対する歯科医療の在り方については，まずこの疾患が正常な老化の一側面ではないが"身近な病気"であることを理解する必要があります．加えて，認知症は根本的な治療ができないので，従来のような医療の提供ではなく，障害に対する生活支援の観点をもつことが重要です[1, 2]．

こうした基本的な考え方に沿った補綴歯科治療は，これまでの"歯の欠損に随伴する咀嚼障害への対応"とは異なります．もちろん，咀嚼機能の回復が認知機能へ及ぼす効能も期待はしますが，「歯があっても食べられなくなるという摂食嚥下機能の問題」への対応（病態の正しい理解），「口腔衛生状態に問題を抱えていたとしても治療に非協力的な場合」への対応（本人不在の歯科医療におけるリスクと責任の所在），「介護者の負担」（介護力への理解）と向き合う必要があります[1〜3]（図1）．

本稿では，『認知症の人への歯科治療ガイドライン』（以下，GL）[4]に従って，3つの大きな項目，①義歯が患者の口腔内で機能するかどうかの判断，②

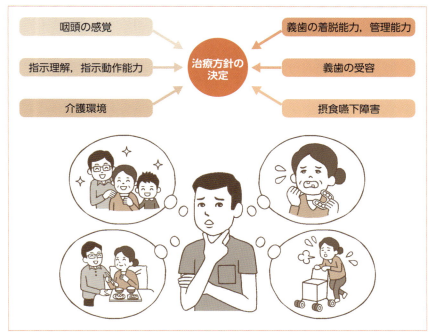

図1 認知症高齢者に対する治療方針の決定に必要なアセスメント事項

義歯が患者の口腔内で機能している場合の対応，③義歯が患者の口腔内で機能すると判断した場合の配慮について，解説します．

ガイドラインでは
➡ CQ9-1 参照

義歯が患者の口腔内で機能するかどうかの判断

　義歯の使用が可能かどうかの判断には，本書で取り扱われている認知症患者の「歯科治療の可否の見極めについて」（3章4節）と同様に，普遍的な判断基準はありません．こうした状況において，GLは「認知症患者では安全な義歯の使用や清潔な義歯の衛生管理が可能かどうかを判断する必要がある」としており，その際には，「患者の病態と患者を支援する環境」を判断材料としています．

　日常臨床の現場では，患者との長い関わり合いのなかで，「介助者と一緒に通院するようになった」，「軽度認知障害の徴候がある」，「口腔内清掃状態の悪化や治療への協力度が低下がみられる」などの場面に遭遇することがあり，こうしたときには歯科治療の可否を判断しなければならないのですが，かかりつけ歯科医の視点からすれば，GLで示された上記の内容は自然な流れとして受け入れられやすいかもしれません．

　補綴治療に関わる場面では，現在使用している義歯を「外してください」，「はめて下さい」，「入れ歯のケースにしまってください」という指示をして，患者自身でどの程度義歯を扱えるか，介助者の支援がどの程度必要なのかを観察することは判断材料の1つとして有用です．このとき，義歯の装着がスムーズに行えているのか，手に運動麻痺があるか，利き手はどちらかといった情報も確認もするとよいでしょう（図2）．

　また，来院されたときに義歯が口腔内に装着されていない場合には，義歯に対する受容（拒否があるか）の確認も必要です．重度の認知症の患者さんで

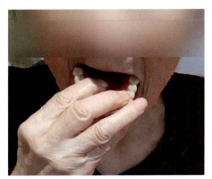

図2　アルツハイマー型認知症患者の義歯装着の様子
上顎の義歯を下顎に装着しようとしてしまい，正しく装着できなかった

は，歯科医療従事者であっても見知らぬ人にいきなり義歯を入れられること自体に拒否を示す場合もあります．いつも介助している人に義歯を装着してもらい，着脱の様子も見せてもらうことも重要です．

以上のように得られた情報から，義歯の設計時の考慮点，義歯の管理に関する指導を誰にするのか，義歯使用に当たっての危険（誤飲や紛失），義歯をいつ，どのくらいの時間の装着をしてもらうかなどを考慮し，その患者はどのような義歯であれば，あるいはどのような支援があれば義歯の使用が可能であるかを検討します．

今後は義歯の使用が可能かどうかの判断について，このようなかかりつけ歯科医の視点でのより明確な判断基準が必要でしょう．ガイドラインがさらに加筆，修正されていくことが期待されます．また，こうした判断基準に従いながら，継続的なつきあいの中で義歯の誤嚥のリスクや介護者の意向と負担に配慮しながら最期まで口から食べることを支援できる歯科医療体勢を整備していくためには，判断を支援する制度的な整備が必要になると考えられます．

義歯が患者の口腔内で機能している場合の対応

ガイドラインでは
→ CQ9-2
　 CQ9-3 参照

義歯が患者の口腔内で機能している場合でも，義歯や口腔内にさまざまな問題が生じていることがあります．また，場合によっては義歯の新製なども考慮しますが，日常の臨床では，高齢患者においては長年使用してきた義歯（補綴装置）を新しく作り替えたとしても，新しい義歯にスムーズに移行することが難しい状況にしばしば遭遇します．高齢者では慣れ親しんだ義歯から新しい義歯へ順応することが難しいことを意味すると考えられます．

さらに認知症患者となると，補綴装置に順応することが難しいだけでなく，補綴装置製作時の印象採得，咬合採得，調整などの手技で患者の協力を得るの

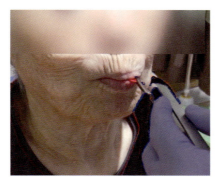

図3 アルツハイマー型認知症患者の咬合調整の様子
咬合紙ホルダーを吸啜している．タッピング，咬合保持ができず十分な咬合調整は行えなかった

3章 認知症の患者さんへの歯科治療

が難しくなったり，誤嚥などのリスクが高まることがあります（図3）.

　こうしたリスクについては，1〜2回の診療で把握することはまず不可能です. そこで，修理や調整などの治療の過程で情報を得ることが肝要です. 治療への協力や歯科医療者の指示に対する理解や行動がどの程度得られるかを把握することで，手技においてどれだけ患者の協力を得られるかが判断できます. また，患者が治療の環境に集中できる時間も確認しておくとよいでしょう. 義歯の紛失や修理不可能な破折でない場合，まず短期的ゴールを修理に設定し，その過程で次のゴール（義歯の新製）を設定できるか，必要があるかを考えます.

　加えて，誤飲・誤嚥のリスクの確認は，小さい部分床義歯の使用可否や，万が一義歯や印象材が口腔内に脱落したときに誤飲・誤嚥を防ぐためにも重要です. 発声時にガラガラ声（湿性嗄声）の場合は，咽頭に唾液が貯留しており嚥下障害を疑う所見の一つです. また，「咳払いをしてください」と指示をし，喀出能力の強さを確認します. 指示が入らない場合は，<u>絞扼反射</u>🔑の減弱を確認します. 絞扼反射が消失している場合，知覚が低下してきていると考えられ，中咽頭に異物が落下しても吐き出す能力が期待できない場合が多いようです. 加えて，嚥下障害のある患者では異物の誤嚥のリスクもあるため，慎重に対応する必要もあります.

　こうした理由から，一般的に認知症患者へ補綴治療を行う際は，患者の高度な順応や協力を前提としない対応が必要であると考えられています.

義歯が患者の口腔内で機能すると判断した場合の配慮

　認知症患者が義歯を装着していなくても，義歯が患者の口腔内で機能すると判断したうえで義歯を製作する場合には，義歯の衛生管理に関連して，義歯の着脱，清掃，保存管理が，患者本人だけでなく介助者にも不自由なくできるよう配慮する必要があると考えられています. 例えば，義歯の紛失防止や取り違えの防止のために，もしくは義歯を複数所持している場合でも上下顎の義歯の組み合わせを取り違えることがないように，義歯製作時には義歯への名前入れが必要な状況が生じ得ることを考慮する必要が生じます.

　このように，従来の補綴臨床の現場ではあまり行われてこなかった介助者（家族だけでなく施設の介護士，ヘルパーなど）に対する義歯の衛生管理に関する教育が求められます. 口腔衛生状態を許容できる状態に維持するためには，介助者への継続的な指導も検討する必要があります.

　上記の対応に至る前提として，原則的には患者さん本人の治療に対する意思が尊重されなくてはいけませんが，ご家族などが治療の必要性をどの程度感じられているか，通院に関わる家族の負担も意識をして，家族とお話をする必要

🔑 **絞扼反射**[5]

　不快刺激に対し誘発される反射運動で，英語では gag reflex. 舌根部や咽頭粘膜刺激で咽頭収縮による咽頭の閉鎖（絞扼），軟口蓋挙上，舌の後退などが起こる反射. 絞扼反射の検査では，綿棒や舌圧子で咽頭後壁を刺激したり舌圧子で舌根部を強く圧迫する方法が一般的である[6]. 被検者の反応によって判定し，陽性（しかめ面と吐き気（絞扼反射）を催す），やや減少（しかめ面は示すが吐き気は催さない），減弱（わずかにしかめ面を示す），消失の4段階で評価する方法もある[7]. 絞扼反射の程度に認知症の有無は関連がある（相関係数0.322）との報告[6]がある.

ガイドラインでは
➡ **CQ9-4**
　CQ9-5
　CQ9-6
　CQ9-7 参照

があります．認知症患者における義歯の継続的な使用および管理にはご家族や介護者の協力は不可欠なため，治療のゴールや達成の見込みなどをあらかじめ家族や介護者に説明を行い，理解していただくことが必要です．

おわりに

　補綴臨床は，従来から障害に対する生活支援の観点から行われる側面を色濃くもっています．それゆえ，認知症患者に対して補綴治療を行うのに特別な考え方が必要になると捉えるのではなく，病態に応じた個別な判断や配慮が必要になると捉えるべきです．

　またここに記した"補綴の考え方"は，今後 GL とともにエビデンスの蓄積に伴って加筆，修正が加えられるべきものであることを記しておきます．

（中島純子・市川哲雄）

3章 認知症の患者さんへの歯科治療

5 補綴の考え方について

臨床の実際編

ガイドラインでは
➡ CQ9-7 参照

CASE 1 デンチャーマーキング

本症例は義歯の置き忘れや取り違えを防止するため，義歯新製の際にデンチャーマーキングを施し，効果があったものです．

CASE 1 義歯管理に関して，義歯刻名で対応した症例

・トミコさん，90歳，女性.
レビー小体型認知症（中等度）で特別養護老人ホームに入所中．入れ歯が合わないと老人ホーム職員から歯科への診療依頼がありました．使用していた義歯は自分で外してどこかに置いてしまい，そのまま紛失してしまったそうで，職員が捜索したところ，他の利用者さんの部屋に置いてあったそうです．紛失したのは下顎総義歯で，上顎の義歯は使用されていました．そのため，見た目には歯があるように見えていたため，職員も義歯が入っていないことになかなか気づけなかったようです.
介助者の方から義歯があったときの話を詳しく聞いてみると，トミコさんは自分で義歯を外すことができましたが，装着に関しては義歯の表裏や前後が判断できず，しばらく装着しようとした後にあきらめて机や洗面台の上に置いてしまうことが多々あったそうです.

1）デンチャーマーキングの考え方

歯科訪問診療の依頼を受けたテツヤ先生は，老人ホームからの情報を読んでこう思いました.

テツヤ先生の心の声：（患者さんは認知症で，義歯の管理ができなさそうだ．職員さんも忙しそうだし，またなくしちゃうんじゃないかな．なくさない工夫はないだろうか……．ナオミ先生に相談してみよう）

テツヤ先生：ナオミ先生，老人ホームに入所中の認知症患者さんの義歯作製なのですが，作ったばかりなのに紛失してしまったみたいです．次は無くさない，何か効果的な対策ってありますか？

🔑 **デンチャーマーキング**

デンチャーマーキングは
1. 義歯の取り違え防止およびそれによる感染症の予防
2. 義歯紛失の防止
3. 施設などにおける義歯管理の利便化
4. 不測の事態における身元確認（災害時の個人識別や行方不明となった認知症高齢者の身元確認など）
などに効果があるといわれている.

ナオミ先生：そうね……．介護施設や入院病棟などのたくさんの人が生活する場所では，取り違えや紛失はよくあることみたい．施設の職員が義歯の形から持ち主を判断するのは難しいし，形状によっては上下もわからないことがあるからね．服や靴に名札を付けたり，名前を書いたりするように，義歯には<u>デンチャーマーキング</u>🔑という方法があるのだけど，どうかな？

5 補綴の考え方について

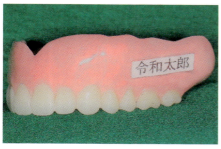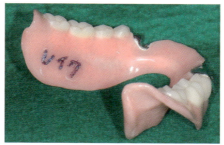

図1 デンチャーマーキングをした義歯（左：名前シール埋入法，右：樹脂埋入法）

テツヤ先生：デンチャーマーキングですか？　どうやって名前を入れるんですか？

ナオミ先生：義歯に名前シールを埋入する方式と，刻印した部分に樹脂を埋入する方法が一般的かな（図1）．

テツヤ先生：わかりました！　歯科技工士さんと相談してみます．

　早速テツヤ先生は歯科技工士と連絡を取り，デンチャーマーキングの手順などを相談してみました．その後，トミコさんの入居している老人ホームに伺い，義歯作製の手順通りに診療を進めました．そして，トミコさんのお名前の入った義歯ができあがりました．

2）その後の経過

　介護職員にデンチャーマーキングを施したことを説明し，現場で周知してもらうようお願いしました．その後の調整期間では，洗面所に置き忘れられた義歯を職員が発見することが数回ありましたが，名前を確認できたため，無事に本人のもとへ返すことができました．今では紛失することなく安定した使用が可能となっています．

　その後，職員からの希望もあり，この施設では義歯修理・新製した際にはほぼ全例に対しデンチャーマーキングを行うようになりました．

Check point

　シール埋入法では，医療材料でないシールが口腔内に露出しないよう気をつけます．名前を入れる手法にかかわらず，義歯の強度やプラーク付着性，審美性，装着感に配慮し，義歯の機能を障害しないように作製します．しっかりと名前が確認できるような視認性を確保しておくとよいでしょう．

3章 認知症の患者さんへの歯科治療

ガイドラインでは
➡ **CQ9-3** 参照

CASE 2　義歯安定剤の使用

　この患者さんは認知症が高度に進んでおり，義歯の新製や修理に対して十分な協力が得られませんでした．義歯の安定を得るためにどうしたらよいか悩んだ症例です．

CASE 2　リラインや義歯新製が困難なため義歯安定剤で対応した症例

- ミカコさん，81歳，女性．
　重度アルツハイマー型認知症で，認知症高齢者グループホームに入所中．食事中に下の入れ歯が浮いてきてしまい食事が止まってしまうとのことで，訪問歯科診療の依頼がありました．口腔内は上下無歯顎で，上下とも総義歯を使用されていました．義歯の着脱や保管管理は職員が行っていました．

1）義歯新製が難しい患者さん

　早速，ミカコさんに会いに行ったテツヤ先生．しかし，「お口を開けてください」「咬んでください」といった指示も伝わらず，失語などの認知機能障害が顕著なようでした．ようやく口を開いてもらったところで口腔内を診てみると，下顎顎堤が高度に吸収していました．

テツヤ先生の心の声：（この様子だと，失語があって意思疎通が難しそうだな．長く口を開けていることも難しそうだし，義歯を新しく作るのは難しいかもしれない．まずは修理で様子をみよう）

　ミカコさんのご家族も，負担の少ない範囲での治療を希望されていましたので，相談の結果，現在の義歯を可能な限り修理して使用することとなりました．
　義歯修理としてリラインを実施しましたが，患者さんは長時間の開口が難しく，口腔内での操作が十分に行えず顎堤条件も悪いため，修理後も義歯の安定は得られませんでした．

テツヤ先生の心の声：（どうにも食事時の義歯の安定が得られないな……．ナオミ先生に相談してみよう）

テツヤ先生：ナオミ先生，義歯のリラインをしても安定が改善されないんです．認知症もけっこう進行していて新製も難しそうなんですが……．

ナオミ先生：なかなか難しい患者さんみたいね．リラインが難しい場合，義歯安定剤🔑を活用するのも一つの手段だけど，どうかな？　ただし，使用する際には介助者に用法・用量を十分に説明して適切な使用を心がけるようにしないと，逆効果になることもあるから要注意です．それ

🔑 **義歯安定剤**
義歯安定剤には，義歯粘着剤（粘着型）といわれるパウダータイプやクリームタイプ，シートタイプのものと，ホームリライナーといわれるクッションタイプのものに大きく分かれる．
クッションタイプは粘着型よりも薄くなりにくく，毎回義歯を装着する位置が変化してしまうため，咬み合わせが悪くなることもある．ホームケアには粘着型の義歯安定剤を選ぶように指導する．

5　補綴の考え方について

から，義歯安定剤は義歯や口腔内に残りやすく，口腔内が不潔になり
やすい側面もあるから，義歯清掃および口腔清掃の方法についても介
護者に指導してね．

テツヤ先生：なるほど．では，義歯安定剤の使用を考えてみます．

2）その後の経過

　テツヤ先生は検討の結果，粘着型の義歯安定剤を使用することにし，使い方
を介護スタッフとご家族に指導しました．

　ミカコさんは食事中の義歯の浮き上がりもなくなり，最近では施設の食事を
ほぼ残さずに食べられるようになりました．

👉 **Check point**

　義歯安定剤を使用するにあたり，患者やご家族，介護者には
1）使用量を，「米粒大」など患者や介護者にわかりやすいものの大き
　　さに例えて教える，多量に使用したからといって義歯がずれなくな
　　るわけではなく，適量があることを伝える
2）義歯安定剤を交換するときには，古い安定剤を義歯から完全に取り
　　除いてから新しいものを使用する
3）義歯安定剤を交換するときには，粘膜からもきれいに古い安定剤を
　　取り除く
4）変化があれば使用を中止して，歯科医師に診てもらう必要がある
5）義歯の状態についても，定期的に歯科医師に診てもらう必要がある
といった点をお伝えします．

CASE 3　あえて残存歯を活用する

ガイドラインでは
➡ **CQ9-4**
　CQ9-5 参照

　この症例においては，健常者では歯冠補綴して鉤歯として使用し部分床義歯
となりますが，認知症の状態を鑑みてコーピングで総義歯を選択しました．

CASE 3

着脱性や治療回数，安全性の観点から，あえて残存歯にコーピング
を施し，オーバーデンチャーを作製した症例

・トシコさん，79歳，女性．
　重度アルツハイマー型認知症で在宅療養中．「歯が折れてしまって
入れ歯が着けられない」とのことで訪問歯科診療の依頼がありまし
た．義歯使用時は常食形態の食事を食べていたようですが，現在は細
かく刻んだものを食べているとのことです．普段は，キーパーソンで
ある80歳の夫が義歯の着脱や管理を行っていました．

1）義歯を新製したいが……

　訪問診療の依頼を受け，早速トシコさんのお宅に伺ったテツヤ先生．口腔内を拝見すると，トシコさんは2本の前歯を鉤歯とした部分床義歯を使用していました．しかし，鉤歯は破折しており，クラスプはかからない状態でしたが，歯肉縁上での破折で，骨植も良く，再度支台築造して冠形成をすれば十分使用できる状態でした．

　義歯着脱は頻繁には行えていない様子で，着色もあり，デンチャープラークも義歯全体に付着していました．また，残存歯にもプラークの付着は顕著でした．

テツヤ先生の心の声：（本来なら鉤歯を作り直して，義歯を新製するのが流れだけど……．それだと，ご主人の義歯管理の負担や口腔ケアの負担が大きそうだな．でもそこに配慮した義歯の設計ってどうしたらいいんだろう？　ナオミ先生に相談してみよう）

テツヤ先生：ナオミ先生，重度認知症の方の義歯設計について相談させてください．鉤歯としてはまだ治療すれば使えそうな骨植の良い残根があるのですが，家族の義歯管理に関わる負担や，清掃性などを考えるとパーシャルデンチャーでなくオーバーデンチャーに設計変更した方がよさそうな気もします，どのように判断したらよいでしょうか？

ナオミ先生：なるほど……．まず，その患者さんの介護にはどのような人が携わっているかは聞いた？

テツヤ先生：はい．患者さんはご夫婦で暮らしていらして，主な介護者は80歳のご主人です．「最近，入れ歯の出し入れのときに大きく口を開けてくれなくなったので，前歯が邪魔で入れ歯の出し入れができない．入れ歯を外すのは2～3日に1回くらい」とおっしゃっていました．息子さんなど他の家族は遠くにお住まいのようです．あとは週に1回はデイサービスに通っているそうです．

ナオミ先生：こういったケースの場合は，介護者の患者さんを支える力，すなわち，介護力🔑なども考慮して義歯の設計をしなければなりませんね．今回のケースでは，義歯管理の主力となるのはご主人のようね．でも，ご主人も高齢だし，介助が複雑になると義歯が清潔かつ安全に使用されないリスクもありそうです．実際に義歯の管理が大変だとも言っているので，ここは着脱性を考慮してオーバーデンチャーにしてみてはどうかしら？

テツヤ先生：わかりました！　ご主人とも相談してみます．

　テツヤ先生はトシコさんが今着けている義歯をどう改良して，また今後はどうケアをすればいいか，説明に伺いました．トシコさんのご主人は，「介助が楽になるなら……」とテツヤ先生の方針に同意しました．

🔑**介護力**

介護力は，患者の入院・転院・入所や，家族のADLの急激な低下などによって変化しやすいことを念頭に置いた対応が必要である．とりわけ口腔の衛生管理は，排泄の介助よりも家族の協力を得ることが難しく，見過ごされがちであることから，義歯の着脱や清掃などの口腔衛生管理に慣れた家族や介護職などの介護者の有無に留意した対応が必要とされる．

5 補綴の考え方について　臨床の実際編

2) その後の経過

鉤歯だった残存歯には，軟化象牙質の除去とレジンコーピングを施しました．その後，総義歯形態のオーバーデンチャーに形態を修正しました．ご主人には，コーピングをした旨を伝え，「一見，歯がないように見えても歯の根は残っているので，歯磨きもお願いします」とご説明し，義歯着脱をご主人に指導しました．義歯清掃およびコーピングした歯の周囲の清掃方法に関して，歯科衛生士よりご主人に指導をしました．

調整に来院されたとき，付き添いのご主人に様子を伺ったところ，義歯の着脱が以前よりもスムーズにできるようになり，毎食後，義歯を外して口腔ケアをしてくださっているとのことでした．また食事も常食がとれるようになり，最近では好物のトンカツも召し上がったと報告してくれました．

> **Check point**
>
> 総義歯の場合，口腔内の清掃はスポンジブラシのみで行う介護者が多いようですが，オーバーデンチャーの場合には残存歯が清掃不良になりがちです．
> コーピングした歯の周囲はワンタフトブラシを使うなど，口腔内状況に合った口腔清掃用具を使用するよう指導することも忘れずに行いたいところです．

CASE 4　麻痺のある患者さんへの義歯の対応

最後にご紹介するこの症例では，脳血管障害がある認知症の患者さんへの義歯の対応を検討しました．

1) 初診から治療方針の決定まで

医科主治医からの紹介状を持ったキヨシさんが初診で来院し，ナオミ先生が担当することになりました．

> ○○キヨシ様（78歳，男性）
>
> 混合型認知症（脳血管障害，3年前）でフォロー中の患者様です．
> 左上下肢麻痺，左半側空間無視🔑と注意障害が残存しています．
> 入れ歯の取り外しが難しいとのことで，取り外ししやすい義歯を希望されています．
> 意思の疎通は図れますので．義歯の作製をお願いいたします．
>
> ▲▲クリニック　　◇◇拝

ナオミ先生は紹介状を読み，キヨシさんの診察前に身体状況と認知症の状態

🔑 **半側空間無視**
半側空間無視とは，大脳半球病巣と反対側の刺激に対して，反応したり，その方向を向いたりすることが障害される病態．下図は左半側空間無視の患者に模写試験を行ったときの絵である．上の花の絵を真似して描くようにと指示すると，右側だけが描画される．

を観察することとしました.

● 待合室での様子

受付で名前と年齢による本人確認を行ったところ，キヨシさんは名前を正しく答えられましたが，年齢と当日の日にちに間違いがありました.

待合室では本人の右側の空いている座席へ口頭にて着席を促しても，キヨシさんは着席しようとはせず，落ち着かない様子がありました.

● 診療室に入ってからの様子

待合室から診療室には，歩きやすいように幅の広い廊下を選択し，チェアまで誘導しました.キヨシさんはゆっくりとした杖歩行で，歯科用チェアへたどり着く前に立ち止まる場面がありました.立ち止まるときには声をかけますが，それ以外の声かけは歩行時に気が散ってしまうので，着席まで必要最低限の会話で歩行に集中しやすいように誘導しました.歯科用チェアに移乗するときには戸惑いがあり，向かって左側にあるステップに麻痺側の左片足を乗せようとする場合がありました.麻痺側を支点にすることなく，また左半側空間無視によって把握しにくいステップを上がらなくても着席できるように，横からまずおしりをつける方法をナオミ先生が実演して誘導しました.

利き手は健側である右手のようですが，診察前にうがいを促したところ，麻痺側のスピットンに当たり体のバランスの取りづらさから右手がコップに手が届きにくい様子も見受けられました.

ナオミ先生の心の声：（紹介状にあるように，左半側空間無視があるから右側の空いている席に誘導しても，気づかなかったわ.この歯科医院は慣れていない場所だから，落ち着きのない様子だし，注意障害もあって，1つのことに気を取られると遠くからの誘導の言葉が届きにくくなるかも.日にちや時間を把握できない見当識障害があるようだし，混乱させないように心がけなきゃ.左上下肢の麻痺とはいえ，転倒にも気をつけないとね）

● 問診

構音障害があるということを念頭に，問診では「はい・いいえ」で答えられるクローズドクエスチョンを多く使うようにしました（例：「ごはんは，おかゆさんのほうが食べやすいですか？」）.また，見当識障害があることを念頭に簡単で易しい質問内容を心がけました.

● 口腔内診査

ナオミ先生は主訴である「入れ歯が外しにくい」という点について，実際に健側手指で自分なりに入れ歯を着脱方法する様子も観察し，どこでうまくいかないのか，指はどこまで届くのかを確認しました.装着時も半側空間無視の影響で位置関係のずれがないか，左口唇に義歯が引っかからないか，顔面の知覚はどうかなどを確認しました.健側手指の巧緻性の確認のため，食品や薬の開封方法や口腔清掃用品の使用状態なども併せて問診します.

5 補綴の考え方について 臨床の実際編

ここでも会話は「入れ歯を洗うのは大変ですか？」など，クローズドクエスチョンを活用した質問で対応することにしました．

2）当日の対応

キヨシさんの実際の指の動かし方を観察してみると，右上の双子鉤のみには指が届くようですが，|3 の線鉤まで指を伸ばせないことが確認できました（図2〜4）．|3 線鉤が引っかかって着脱がスムーズに行えない現状が把握できたので，まず初めに，着脱しやすくかつ義歯の安定が得られる範囲で，|3 の鉤腕を緩めにして，半分の長さに切断しました．

しかしながら今の義歯では安定も不十分でしたし，キヨシさんの日常の義歯着脱の困難は解決しないと思われたので，ナオミ先生は義歯新製についてキヨシさんに説明しました．

ナオミ先生：形を変えて新しい入れ歯を作れば，もうすこし出し入れしやすくなると思います．作ってみましょうか？

キヨシさん：そうだね，そうしようかな．

ということで，この日は，新義歯作製のために，概形印象を採取しました．その後，4診療日目に新義歯が完成しました．

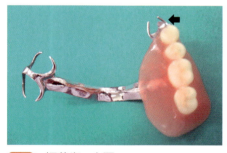

図2　旧義歯：上顎
唇側の線鉤を緩くし，長さを半分に切断（矢印）

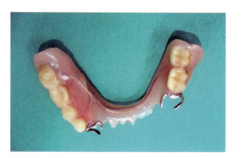

図3　旧義歯：下顎

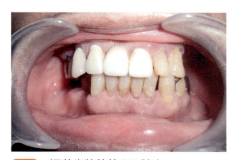

図4　旧義歯装着前の口腔内

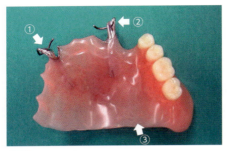

図5 新義歯
① 3̲｜：レスト付き線鉤，②｜1̲：レスト付き線鉤，③口蓋を被覆

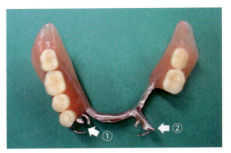

図6 新義歯
① 3̲｜：線鉤，②｜3̲：線鉤

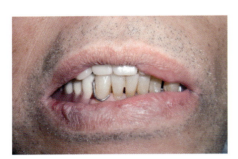

図7 新義歯装着後

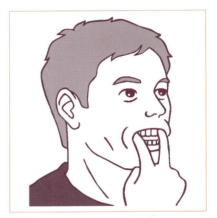

図8 「チョキ」での外し方

3）新義歯の工夫とその後

　右手だけでも外しやすいようなクラスプの設計にするため，3̲｜1̲ に線鉤をかけました（図5～7）．キヨシさんには右手をピースのように人差し指と中指を使ってクラスプを外す方法（図8）を説明し，一緒に練習してできることを確認しました．また，キヨシさんには口腔内の協調運動障害もあり，喫食時間が長く，ごはんよりもおかゆが食べやすいことを雑談から聞き取ったため，将来的に舌接触補助床（PAP）🔑に調整できるよう口蓋部を被覆しました．下顎義歯は右親指のみで着脱するため，平行に上に持ち上げられるように線鉤を作製しました．3̲｜5̲ でも平行な着脱方向は得られますが，舌の協調運動障害を考慮して ｜3̲ を選択．また，取り出す介助が必要な場合も考えて，左右前方の見えやすい位置に設計しました．

　半側空間無視と注意障害，手指の巧緻性を考慮した義歯設計で患者さんに大変喜ばれました．装着後 2 年経過していますが，現在も良好に使用していただいています．

🔑 **舌接触補助床（PAP）**
舌接触補助床（PAP）とは，舌の運動障害の患者に対応するために，口蓋部の床を厚くした口腔内補助装置．

Check point

　見当識障害で自身の年齢を微妙に間違え，時系列も苦手ですが，その場での会話が成立することにより残された機能が推察できます．また，薬の取り出し方，歯磨剤の蓋の開閉，歯ブラシや義歯の洗い方を会話より聞き取り，手指の巧緻性を推測し，義歯を自宅にて工夫しながら着脱できるかを見極めることが，まずポイントです．

　残された能力をともに確認し，他人に任せることなく自分で自立した1つの動作ができたとき，ともに「できた」を確認し合える診療ならば，診療室に来るまでのその方の生活背景もQOLも顔の明るさにも変化が出てきます．QOLを追求できる会話を大事にすることが本症例で一番重要と考えます．

（中島純子・高城大輔・髙木幸子）

3章 認知症の患者さんへの歯科治療

■3章文献

●3章1

1) イアン・アンドリュー・ジェームス（山中克夫監訳）．チャレンジング行動から認知症の人の世界を理解する－BPSDからのパラダイム転換と認知症行動療法に基づく新しいケア－．星和書店，2016.

●3章2：学習編

1) 厚生労働省．制度別医療機関種類別医療費．
https://www.mhlw.go.jp/bunya/iryouhoken/iryouhoken03/03.html

2) 深井穫博，古田美智子，嶋崎義浩，ほか．一般地域住民を対象とした歯・口腔の健康に関する調査研究　一般地域住民の口腔および全身の健康－8020推進財団歯科医療による健康増進効果に関する研究．日本歯科医学会誌．2017；36：62-73.

3) 厚生労働省．認知症施策推進総合戦略（新オレンジプラン）．認知症高齢者等にやさしい地域づくりに向けて．2015年1月，2017年7月改訂．
https://www.mhlw.go.jp/file/06-Seisakujouhou-12300000-Roukenkyoku/0000079009.pdf

4) Li G, Larson EB, Shofer JB, et al. Cognitive trajectory changes over 20 years before dementia diagnosis: A large cohort study. J Am Geriatr Soc. 2017；65(12)：2627-2633.

5) 葭原明弘，安藤雄一，深井穫博，ほか．政策声明　認知症に対する口腔保健の予防的役割．口腔衛会誌．2017；67：251-259.

6) 遠藤英俊，小川朝生，鷲見幸彦，ほか．歯科医師，薬剤師，看護師および急性期病棟従事者等の認知症対応力向上研修教材開発に関する研究事業　報告書歯科医師分科会編，平成27年度厚生労働省老人保健健康増進等事業．2016年3月．
http://ham-ken.com/wp/wp-content/uploads/2016/04/5fe6b347a766b15a57a6d4b50b7da74c-1.pdf

7) Zenthöfer A, Baumgart D, Cabrera T, et al. Poor dental hygiene and periodontal health in nursing home residents with dementia: an observational study. Odontology. 2017；105(2)：208-213.

8) Edahiro A, Hirano H, Yamada R, et al. Factors affecting independence in eating among elderly with Alzheimer's disease. Geriatr Gerontol Int. 2012；12(3)；481-490.

●3章3：学習編

1) 田中みどり，田中文丸，石川智久，池田　学．歯科治療の臨床における歯科医師の認知症高齢者に対する意識調査．老年精医誌．2016；27(2)：195-205.

2) 小峰陽比古，櫻井晋也，三宅直子，鈴木秀典．根面う蝕重症度と歯周病重症度の関連性調査研究．第147回日本歯科保存学会学術大会プログラム・抄録集．2017，206.

3) Jones JA, Lavallee N, Alman J, et al. Caries incidence in patients with dementia. Gerodontology. 1993；10(2)：76-82.

4) Cruz Gonzalez AC, Marín Zuluaga DJ. Clinical outcome of root caries restorations using ART and rotary techniques in institutionalized elders. Braz Oral Res. 2016；30(1). pii: S1806-83242016000100260. doi: 10.1590/1807-3107BOR-2016.vol30.0063.

5) 特定非営利活動法人日本歯科保存学会編．う蝕治療ガイドライン　第2版．永末書店，2015. http://www.hozon.or.jp/member/publication/guideline/file/guideline_2015.pdf

6) 福島正義．高齢者の根面う蝕の予防と治療．日歯医師会誌．2014；76(6)：496-507.

7) Gluzman R, Katz RV, Frey BJ, McGowan R. Prevention of root caries: a literature review of primary and secondary preventive agents. Spec Care Dentist. 2013；33(3)：133-140.

8) 眞木吉信，福島正義，鈴木丈一郎．根面う蝕の診断・治療・予防．医学情報社，2004，71-89.

●3章3：臨床の実際編

1) Slayton RL, Urquhart O, Araujo MWB, et al. Evidence-based clinical practice guideline on nonrestorative treatments for carious lesions: A report from the American Dental Association. J Am Dent Assoc. 2018；149(10)：837-849.

2) 特定非営利活動法人日本歯科保存学会編. う蝕治療ガイドライン 第2版. 永末書店, 2015. http://www.hozon.or.jp/member/publication/guideline/file/guideline_2015.pdf

3) 山賀禮一, 横溝一郎. フッ化ジアンミン銀とその応用. 医歯薬出版, 1978.

4) Lo EC, Luo Y, Tan HP, et al. ART and conventional root restorations in elders after 12 months. J Dent Res. 2006 ; 85(10) : 929-932.

● 3章4：学習編

1) 三宅正彦. 口腔外科手術法. In：口腔外科学 第5版. 大木秀郎, 近藤壽郎, 坂下英明, 外木守雄, 三宅正彦 編. 学建書院, 2016, 348.

2) 日本歯周病学会 編. 歯周病患者におけるインプラント治療の指針 2008. http://www.perio.jp/publication/upload_file/guideline_implant.pdf （2018年4月27日アクセス）

3) Avila G, Galindo-Moreno P, Soehren S, et al. A novel decision-making process for tooth retention or extraction. J Periodontol. 2009 ; 80(3) : 476-491.

4) Oong EM, An GK. Treatment planning considerations in older adults. Dent Clin North Am. 2014 ; 58(4) : 739-755.

5) Fiske J, Frenkel H, Griffiths J, et al. Guidelines for the development of local standards of oral health care for people with dementia. Gerodontology. 2006 ; 23 Suppl 1 : 5-32.

6) 枝広あや子, 渡邊 裕, 平野浩彦, ほか. 認知症患者の歯科的対応および歯科治療のあり方 学会の立場表明 2015. 老年歯医. 2015 ; 30(1) : 3-11.

7) 鶴巻 浩, 勝見祐二, 黒川 亮. 歯科口腔外科を有する病院併設の介護老人保健施設入所者に対する歯科治療の実態調査. 老年歯医. 2011 ; 26(3) : 362-368.

8) 加納慶太, 村山高章, 平川 寛, ほか. アルツハイマー型認知症患者に発生した骨吸収抑制薬関連顎骨壊死例. 障害者歯科. 2017 ; 38(4) : 479-483.

9) 田中健司, 廣瀬陽介, 吉田好紀, ほか. 当診療所を受診した認知症患者の歯科的実態調査. 障害者歯科. 2016 ; 37 (4) : 439-444.

10) 菊谷 武, 鈴木 章, 児玉実穂, ほか. 高齢歯科患者における残根歯の実態. 老年歯医. 1993 ; 8(1) : 47-52.

11) 多田晋也, 金崎朋彦, 高瀬俊幸, 由良義明. 顎下部から側頭窩まで波及したガス壊疽の1例. 日口腔科会誌. 2015 ; 64(1) : 41-45.

12) 高佐顕之, 中山雅之, 坂東政司, ほか. 気道異物症例の臨床的特徴 摘出に難渋した症例に関する考察. 気管支学. 2012 ; 34(1) : 6-10.

13) 小畑 真, 今渡隆成, 飯田 彰, ほか. 歯性感染病巣治療後不明熱が改善された要介護高齢者の一例. 老年歯医. 2006 ; 21(2) : 114-117.

14) Inaba A, Young C, Shields D. Biting for attention: A case of dental discomfort manifesting in behavioral problems. Psychogeriatrics. 2011 ; 11(4) : 242-243.

15) National Health Service England. Dementia Friendly Dentistry – Dementia Toolkit: Advice and guidance for the primary dental care team. Healthwatch Wirral. co, England, 2016. http://healthwatchwirral.co.uk/wp-content/uploads/2016/07/Dementia-Friendly-Dentistry-Book-May-SOV.pdf （2018年6月6日アクセス）

16) 日本弁護士連合会. 医療同意能力がない者の医療同意代行に関する法律大綱, 2011. https://www.nichibenren.or.jp/library/ja/opinion/report/data/111215_6.pdf （2018年4月27日アクセス）

17) 鈴木映二. 高齢者で注意すべき薬物相互作用. 精神科治療. 2017 ; 32(suppl) : 86-91.

18) Frances AY, Thirumoorthy T, Heng Kwan Y. Medication adherence in the elderly. Clin Gerontol Geriatr. 2016 ; 7(2) : 64-67.

19) 日本医療研究開発機構研究費・高齢者の薬物治療の安全性に関する研究班 編. 高齢者の安全な薬物療法ガイドライン 2015. 日本老年医学会. 2017. https://www.jpn-geriat-soc.or.jp/info/topics/pdf/20170808_01.pdf （2018年4月27日アクセス）

20) Gray SL1, Mahoney JE, Blough DK. Adverse drug events in elderly patients receiving home health services following hospital discharge. Ann Pharmacother. 1999 ; 33(11) : 1147-1153.

● 3章4：臨床の実際編
1) JAID/JSC 感染症治療ガイド・ガイドライン作成委員会. JAID/JSC 感染症治療ガイドライン 2016 ―歯性感染症―.
   http://www.chemotherapy.or.jp/guideline/jaidjsc-kansenshochiryo_shisei.pdf （2018 年 10 月 12 日アクセス）
2) 顎骨壊死検討委員会. 骨吸収抑制薬関連顎骨壊死の病態と管理：顎骨壊死検討委員会ポジションペーパー 2016.
   https://www.jsoms.or.jp/medical/wp-content/uploads/2015/08/position_paper2016.pdf （2018 年 10 月 12 日アクセス）
3) 厚生労働省. 人生の最終段階における医療・ケアの決定プロセスに関するガイドライン. 2018.
   https://www.mhlw.go.jp/file/06-Seisakujouhou-10800000-Iseikyoku/0000197721.pdf （2019 年 3 月 1 日アクセス）
4) 日本有病者歯科医療学会，日本口腔外科学会，日本老年歯科医学会. 科学的根拠に基づく抗血栓療法患者の抜歯に関するガイドライン 2015 年改訂版. 2015.
   https://minds.jcqhc.or.jp/n/med/4/med0155/G0000741 （2018 年 10 月 12 日アクセス）

● 3章5：学習編
1) 平野浩彦. 認知症高齢者の歯科治療計画プロセスに必要な視点. 日補綴会誌. 2014；6(3). 249-254.
2) 枝広あや子，平野浩彦，市川哲雄，ほか. 認知症患者の歯科的対応および歯科治療のあり方. 老年歯医. 2015；30(1)：3-11.
3) 服部佳功. 認知症高齢者に対する補綴歯科治療の現状と展望. 日補綴会誌. 2014；6(3)：261-265.
4) 日本老年歯科医学会. 認知症患者の義歯診療ガイドライン 2018. http://www.gerodontology.jp/publishing/file/guideline/guideline_20180625.pdf
5) 廣瀬　肇. 口蓋反射，咽頭反射，絞扼反射，嚥下反射，催吐反射の違いについて. In：嚥下障害Q&A. 吉田哲二 編. 医薬ジャーナル. 2001，32-33.
6) 横田佳生，木佐俊郎，永田智子，井後雅之. 咽頭反射の嚥下評価における臨床的意義. リハ医. 2003；40：593-599.
7) Kisa T, Igo M, Inagawa T, et al. Intermittent oral catheterization(IOC) for dysphagic stroke patients. Jpn J Rehabil Med. 1997 ; 34 : 113-120.

● 3章5：臨床の実際編
1) 廣瀬　肇. 口蓋反射，咽頭反射，絞扼反射，嚥下反射，催吐反射の違いについて. In：嚥下障害Q&A. 吉田哲二 編，医薬ジャーナル社，2001，32-33.
2) 横田佳生，木佐俊郎，永田智子，井後雅之. 咽頭反射の嚥下評価における臨床的意義. リハ医. 2003；40(9)：593-599.
3) Kisa T, Igo M, Inagawa T, et al. Intermittent oral catheterization (IOC) for dysphagic stroke patients. Jpn J Rehabil Med. 1997 ; 34(2) : 113-120.
4) 羽村　章. 口腔の老衰とその対策. 日老医誌. 2010；47(2)：113-116.

4章

認知症の患者さんへの
摂食嚥下・栄養・
緩和ケア

4章 認知症の患者さんへの摂食嚥下・栄養・緩和ケア

1 摂食嚥下について
評価の原点・4つの視点

学習編

近年，外来診療においても認知症患者を診る機会が増えています．さらに訪問歯科診療では，ほとんどの患者においてさまざまな程度の認知症が認められ，認知症患者の摂食嚥下についての理解度を深めていかないと，治療や口腔ケア・リハの方針決定が困難になってきています．そこで本稿では，「認知症の人の診かた」を中心に説明したいと思います．

視点1 認知症のステージと食の問題

🔑 **変性性認知症**
アルツハイマー型認知症，レビー小体型認知症，前頭側頭型認知症を含む進行性の認知症．

われわれ歯科が歯周病を診る場合には，まずX線がポケット検査で進行度を，視診により歯肉の状態を確認します．同じように，変性性認知症🔑においても，まず考えるべきことは認知症の進行度の把握です．そのポイントは，

①患者について，周囲の人が認知症であると気づきはじめた⇒認知症初期の可能性
②上記①に加え，見当識障害（時間，場所，人）がある⇒認知症中等度期の可能性
③上記の①，②に加え，歩行ができなくなってきた⇒認知症後期の可能性
（車椅子の方でも，室内程度の歩行なら可能な方はいます．また，認知症以外に大腿骨骨折などで歩行困難な方もいらっしゃいますので，歩行不全の原因や移乗状態の確認などが必要です）

認知症のステージ	軽度認知障害	初期（2〜3年）	中等度期(4〜5年)	後期（3年）	末期
認知症の症状	短期記憶障害	即時記憶障害，長期記憶低下 **見当識障害（時間→場所→人）** 実行機能障害（失行・失認・失語）		**失禁・歩行障害**・寝たきり・肺炎	
食の問題	買い物・調理困難	食事の記憶 食具使用の記憶	食べ方の健忘（窒息リスク） **早食い・一品食べ・移し替え** 食物の認識低下 食事介助困難	食形態の低下・混乱 自食困難　低栄養・脱水・誤嚥 **口を開けない・噛まない・飲み込まない**	

図1 認知症のステージと食の問題

1　摂食嚥下について―評価の原点・4つの視点　学習編

以上の3つの確認を行えば，認知症のステージから現在の食の問題が予想され，将来起こりうる問題まで把握できます（図1）．また，認知症進行度の評価を示したFAST[1]なども参考にして，中等度期では特に食べ方の問題による窒息や機会誤嚥🔑に注意し，末期には誤嚥リスクに対応することが重要です．

このように考えると，変性性認知症はステージを理解すれば食の問題を予知しやすい病態ともいえます．

🔑**機会誤嚥**
本来の嚥下機能は正常であるが，食べ方や食物形態などの問題により誤嚥が起こること．

視点2　運動機能と口腔機能の診かた

歯科では，歯を治療して補綴装置で修復することで機能を回復させます．そのため口腔や身体の運動機能評価には慣れていません．しかし，認知症患者を診る際には，まずは**歯科の既成観念**を外し，運動の要素を速度・力・可動域・巧緻性という観点で評価してみましょう．

つまり，患者の歩いている様子や車椅子やベッドへの移乗動作など身体機能を確認したうえで口腔機能を診るべきである，ということです（表1）．

①認知症中等度期の早食いは別として，おおよそ何回の咀嚼で嚥下が起こるかを確認します．食品にもよりますが，約10〜12回程度のリズミカルな咀嚼で1回嚥下している速度であれば，30分程度の食事時間で栄養量も賄えます．

②咬合力は歯数や義歯の影響を受けますが，認知症の人では義歯なしで食べている方も多くいます．このような義歯なしの顎堤咀嚼でもダイナミックな口腔の動きがあるかどうかを確認します．一方，嚥下力は握力や，頸部聴診などによる咽頭残留を疑う音などの呼吸音で評価します．

③下顎前方位で上下顎の可動域の少ない咀嚼などは機能低下と判断します．

④巧緻性は，麻痺や神経筋疾患の合併症を含めて身体と摂食の動作確認を行います．脳血管障害においては，一側性脳血管障害（片麻痺）における嚥下障害残存の経過は6カ月後には約0.2％という研究[2]もあり，身体麻痺が両側に及んでいる場合には嚥下障害を疑います．

表1　運動機能と口腔機能の評価

	身体評価	口腔評価
速度	歩行速度	咀嚼速度・食事時間
咬合力	筋肉量・筋力（握力）	咬合・嚥下力（**握力**）
可動域	関節可動域	捕食・咀嚼運動
巧緻性（バランス）	身体を巧みに操る平衡性（麻痺の有無）	食べる動作 **移乗・座位の安定性**

4章 認知症の患者さんへの摂食嚥下・栄養・緩和ケア

　同じように変性性認知症においても，車椅子への移乗の際に両足の重心が定まらず介護者に全体重を委ねる方や，座位でバランスが取れずに体が傾くような方は，脳への広範なダメージがあると理解して，食事観察とともに嚥下障害リスクへの対応を考えます．

視点3　食べにくい・食べられないの要因

　摂食嚥下の治療方針を立てる際には，まずその原因と対処を考えます．食べにくい，食べられない要因はさまざまですが，大きく3つに分けて考えてみます．

①医療（歯科・栄養・リハ）と介護の連携により**「改善できる原因」**
⇒咀嚼して咽頭に送り込むまでの口腔機能の衰え／歯や口腔の問題（歯の未治療や義歯・口腔粘膜の問題）／脱水や低栄養／薬剤の副作用／姿勢や介助の問題／社会・経済・心理（老人性うつ）などの介護の背景の問題
②**「認知症を背景」**とした問題
⇒認知行動の問題／認知症の人に対する食介護の問題
③飲み込み障害を起こす**「疾患による原因」**
⇒脳血管障害の後遺症／神経・筋疾患／呼吸機能の問題／頭頸部や消化器系の腫瘍など／終末期

　このうち①と②は，専門の医療職が介護職と連携することで改善します．③の疾患による原因に対しては嚥下評価を行い，適切な食形態や食介助にて，安楽な食生活が送れるように支援します．それゆえに，家族・介護職・ケアマネジャー・訪問看護師・リハ職と歯科（特に歯科衛生士）が上記の複数の要因についてどれだけ多職種との連携が取れているかが鍵となります．
　具体的には**「咀嚼と飲み込み機能の評価」**を行い，「歯の治療」，「口腔衛生管理」，「食べる機能を回復させる口腔リハビリ」，「食物形態や食事介助方法の改善」，「栄養面を考えた食事指導」などを行います．

視点4　認知症の人への身体診察

　歯科による身体診察では，食物が安全に食道に流れるルート（栄養摂取）と気管に流れていないか（誤嚥となる）の確認が役割となります．特に，認知症の人では VE/VF 🔑ができない環境やコミュニケーションなどに問題が多いため，何を根拠に摂食嚥下の評価を多職種に発信していくのかが大きなポイントとなります．

🔑VE/VF
嚥下内視鏡検査（VE）
と嚥下造影検査（VF）
のこと．

1 摂食嚥下について—評価の原点・4つの視点 **学習**編

表2 摂食嚥下障害者への身体診察

	診察	評価
問診	活動性・発話・栄養	**何となく元気がない**・声・食事量
口腔内	清潔度・残留・舌活動	口腔粘膜状態・**口腔機能**
頸部	頸部聴診	**咽頭残留（呼吸音聴診）**
肺部	胸部聴診（呼吸・心音）	呼吸音・**副雑音**
身体	発熱・SpO$_2$・運動機能	炎症・呼吸機能・握力

　具体的には，問診（視診）⇒口腔内⇒頸部⇒肺部⇒炎症の有無⇒呼吸機能という誤嚥ルートに対してルーティーンな身体診察を行うことで，誤嚥性肺炎を予防しつつ栄養状態を改善することが重要となります（**表2**）．

①視診・問診により，活動性・発話・栄養・食事量の変化を注視します．
②口腔内の清掃不良部位は，機能低下と評価します．また，口内食渣残留も機会誤嚥の可能性を疑います．義歯なし咀嚼者で残根部位へのプラーク付着がない場合は，その部位で咀嚼が行われている可能性もあるので，不用意な抜歯は行わないほうがよいでしょう．
③頸部聴診は筒の内部を外側から聞いている作業であり，筒の縁に乾燥した汚染物が薄くへばりついていても音は正常に聞こえます．ですから，誤嚥を判断するものではありませんが，咽頭残留物や痰の存在を示唆する呼吸音がある場合は誤嚥リスクの判断材料となります．頸部聴診では嚥下音はそれほどの意味をもたず，**残留を示唆する呼吸音**を注意深く聞き取ることが大切です．嚥下力は握力なども参考にします．
④胸部聴診では，まず正常な状態をつかむことが大切です．徐々に心雑音や副雑音（胸部聴診）を学び，異常を区別できるように努力しましょう．
⑤身体検査としては，**体温変化のモニタリング（熱型）**が最も重要です．必ず個人の平均体温を計測しておき，平均体温より1℃上昇した場合は身体のどこかの炎症（尿路感染や肺炎やその他の疾患など）を疑い，摂食嚥下障害が要因と考えられたなら再度食事観察を行い，改善点の検討を行います．

多職種への説明と協働

　摂食嚥下の診かたには，基本的に4つの評価が必要となります．1）認知症のステージと食の問題，2）運動・口腔機能の診かた，3）食べにくい，食べられないの要因，4）誤嚥ルートの身体観察．この評価の原点が現場で適切に理解できれば，多職種との情報共有に役立ちます．例として，

①本患者は認知症中等度期であり，散発的な微熱がある．食事を早食いした際

107

にむせが起こり食後に咳が出るため，食事の出し方や介助とケアの改善により，咽頭残留や微熱を軽減することができる可能性があると思われる．

②本患者は認知症後期であり，食事量減少から体重減少が認められる．食事観察ではむせや咽頭残留もなく，頸部・胸部聴診もほぼクリアであり，熱型も安定していることから，誤嚥リスクは少ない老衰型と思われる．ゆえに，経口栄養剤や食事介助に工夫を加え安楽な療養生活を支援したいと思う．

このように，**食事低下の原因⇒機能評価⇒改善方法の検討⇒注意点などを多職種と話し合う場をもつ**ことが，認知症の人への食支援であると考えます．

〔大石善也〕

1 摂食嚥下について

臨床の実際編

はじめに

　現在，認知症に起因する摂食嚥下障害が問題となっています．認知症は，これまでの摂食嚥下リハビリテーション（以下，嚥下リハ）のメインターゲットであった脳卒中の回復期と異なり，基本的には進行性であることを忘れてはなりません（図1）．したがって，認知症に対する嚥下リハは，機能の回復ではなく，機能低下を防ぐこと，および今ある機能を生かして食を支援するという考え方が重要です．

　食を支援するためには，その人それぞれの咀嚼機能や嚥下機能だけでなく，嗜好や生活歴など多くの食に関連する因子を考慮しなければなりません．したがって，食支援は，個々人の機能や特徴を捉えたうえでの個別対応が基本となります．しかしながら，認知症は原因疾患によってその機能や特徴が大きく異なるため[1]，個別対応の前提として原因疾患ごとの違いを押さえておくことは非常に有用です．

認知症の原因疾患による摂食嚥下症状の違い

1）アルツハイマー型認知症

　咀嚼や嚥下の機能自体が問題となることは少なく，食行動の障害が主となります．具体的には，食べ始めない，食事の途中で止まる（図2），食事の好みの変化といった症状がよくみられます[2,3]．その背景には，観念失行により食具が使用できない，見当識障害により食事場面がわからない，実行機能障害により自食ができない，といった中核症状の影響が考えられています．食行動の

ガイドラインでは
➡ CQ10-1
　CQ10-2
　CQ10-3
　CQ10-6参照

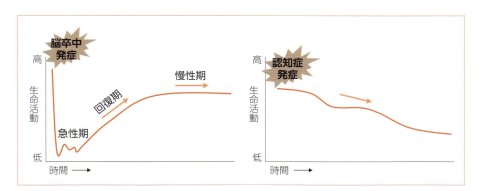

図1　脳卒中後と認知症の経過の概念図
脳卒中の回復期は，今障害があったとしてもその後の回復が期待できる．一方，認知症は徐々に症状が悪化していく進行性の疾患である

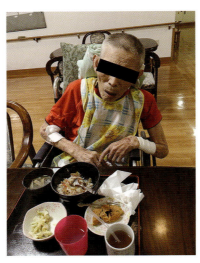

図2 アルツハイマー型認知症症例の食事場面
咀嚼や嚥下の機能には大きな問題を認めないが，食事の途中で動きが止まるため経口摂取量の低下および体重減少が認められた

障害は経口摂取量の低下，ひいては低栄養へとつながります．加えて，アルツハイマー型認知症では嗅覚障害の報告もあり，それも経口摂取量の低下につながることが報告されています[4]．

認知機能低下が進むと機能障害がみられるようになり，咀嚼機能が低下します．さらに進み重度認知機能障害を呈すると，嚥下機能も低下するために誤嚥の頻度が上がります[5]．

2）レビー小体型認知症

嚥下の咽頭期の障害である嚥下反射の遅延，咽頭残留の増加，誤嚥（不顕性を含む）が比較的早期からみられるのが特徴[6]です（図3）．アルツハイマー型認知症と比べると，誤嚥性肺炎の発症リスクが高く，肺炎予防のために経管栄養が選択されることも少なくありません．

咽頭期以外の症状としては，レビー小体型認知症の中核的特徴や支持的特徴が摂食嚥下に影響を与えます[7]．例を挙げると，認知機能の変動に伴う意識レベルの低下によって経口摂取が困難になる，幻視のために食事に虫が入っていると誤認して食欲が低下する（図4），嗅覚障害のために食欲が低下する，起立性低血圧のために経口摂取が進まない，便秘のために経口摂取量が減少する，などです．

薬剤性の嚥下障害を生じやすいのもレビー小体型認知症の特徴です．レビー小体型認知症では病態として大脳基底核のドパミン分泌量の低下がありますが，そこにドパミンを遮断するような薬剤（抗精神病薬や制吐薬，表1）の服用が重なると，さらにドパミンの作用が減弱し，錐体外路症状が悪化して誤嚥を呈することがあります．

1 摂食嚥下について

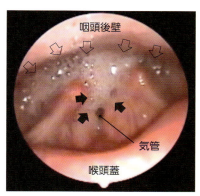

図3 レビー小体型認知症症例の嚥下内視鏡所見
歩行可能な症例であったが，嚥下内視鏡を行うと安静時に唾液の咽頭残留（⇨）および喉頭侵入・誤嚥（➡）が認められた

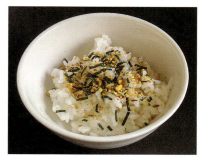

図4 幻視誘発の一例
レビー小体型認知症の症例は，「ふりかけ」が「虫」に見えるために「虫が入っているから食べない」と言って経口摂取量が低下することがある

表1 代表的なドパミン遮断薬（かっこ内は商品名）

抗精神病薬		
定形 （古くからある）	クロルプロマジン（コントミン，ウインタミン）	
	レボメプロマジン（ヒルナミン，レボトミン）	
	ハロペリドール（セレネースなど）	
	スルピリド（ドグマチール，ミラドールなど）	
	チアプリド（グラマリール）	
非定形 （比較的新しい）	リスペリドン（リスパダール）	
	ペロスピロン（ルーラン）	
	オランザピン（ジプレキサ）	
	クエチアピン（セロクエル）	
	アリピプラゾール（エビリファイ）	
	ブロナンセリン（ロナセン）	
制吐薬		
ドンペリドン（ナウゼリン）		
メトクロプラミド（プリンペラン）		

3）前頭側頭型認知症

　前頭葉機能の低下が摂食嚥下機能にもさまざまな影響を与えます．感情のブレーキが効かないため，食欲に対して衝動的になることがあり，過食や窒息がみられることが多くあります[8]．ペーシングや食事内容の変更，食具の工夫（スプーンを小さくするなど）での対応が有効なこともありますが，前頭葉症状があると他者からの指示は通らずに烈火のごとく怒ります．

　前頭側頭型認知症においては，窒息などの事故が起きない限り介入は最小限にとどめておいたほうが，患者本人や介助者のストレスが少なくてすみます．

4）血管性認知症

血管性認知症は，脳血管障害が生じる部位により，皮質性，皮質下性，局在病変型に分けられます[9]．

皮質性血管性認知症は，その名の通り皮質が損傷を受けるため，皮質の機能局在に対応し，運動野が損傷を受けたときには運動麻痺が，言語野が損傷を受けたときは言語障害を生じます．両側に脳血管障害が生じた場合には，偽性球麻痺による摂食嚥下障害を生じますが，その対応については脳卒中後の嚥下障害の専門書を参照してください．

皮質下性血管性認知症は大脳白質病変や多発性ラクナ梗塞により生じます．主として大脳基底核が障害され，歩行障害やバランス障害，うつや感情失禁といった症状がみられることが多くあります．四肢の麻痺や高次脳機能障害は比較的軽度であるため「軽症例」と捉えられますが，基底核症状のために重度の誤嚥がみられることがあります．

局在病変型血管性認知症は，食行動の障害が生じることがありますが，誤嚥は多くありません．

症例

認知症患者における摂食嚥下の問題はさまざまですが，その原因疾患と症状を押さえておくと，解決策がすぐに見つかる場合もあります．以下に，症例でみてみましょう．

CASE 1 「食べない」という症状の症例

特別養護老人ホーム●●苑に入所しているヨシエさん（85歳，女性）は，自分で食事を摂れないため，食事介助を受けていました．介助を受けるようになってから1年ほどは順調に食べていましたが，最近食べるのが遅くなってきたようです．

A歯科医院勤務で●●苑への訪問歯科診療を担当している歯科医師のテツヤ先生は，ヨシエさん担当のケアマネジャーさんから連絡を受けました．

ケアマネジャー：当施設に入所されている85歳の女性のヨシエさんなのですが，最近は食事介助をしていても口に入れたままでなかなか飲み込まず，1回の食事に2時間近くかかることもあります．改善する方法があったら教えてもらいたいのですが，一度来てもらえませんか？　ご家族も歯科訪問診療を受けることを希望されています．

テツヤ先生の心の声：（訴えの症状が誤嚥や食べこぼしだったら，訓練や食事

1 摂食嚥下について

臨床の実際編

介助の方法で改善できるかもしれないけど……. なかなか飲み込まないという場合はどうしたらいいのだろう？ とりあえず状態を見に行こう！）

1）歯科訪問診療：初診

テツヤ先生が●●苑に行くと，主治医からの診療情報提供書がありました．

A 歯科医院　訪問担当医　侍史

患者氏名：ヨシエ様（85歳，女性）
1週間ほど前から食べ物を口にため込んで，なかなか飲み込まないようです．
歯科的な問題がないかご精査お願いします．

【基礎疾患】
アルツハイマー型認知症（FAST 7c），骨粗鬆症
【内服薬】
アリセプト　10 mg　分 1
エディロールカプセル　0.75 μg　分 1

テツヤ先生はまず，ヨシエさんの日常の状態を確認しました．ヨシエさんは自分で座位は取れるものの，歩行は不可能でした．認知機能低下のため意思疎通は困難で，こちらからの指示は通らない状態でした．口腔内を拝見すると，部分床義歯が入っていますが特に問題はなく，残存歯や歯周組織，粘膜にも問題を認めませんでした．食事（ソフト食）を観察したところ，スプーンを近づけてもなかなか開口しませんでした．ふとしたときに開口するため，そのタイミングを見計らって食事を口腔内に入れてみますが，口腔に動きを認めず，入れた食事は口底にためたままでした．テツヤ先生は先輩のナオミ先生に相談することにしました．

＜クリニックに戻って＞

テツヤ先生：今日，●●苑で診てきた患者さん，食事を拒否するわけではないのですが，口に入れてもずっとためたままで飲み込んでくれませんでした．どうしたらいいでしょうか？

ナオミ先生：それは，アルツハイマー型認知症でときどきみられる症状ですね[10]．終末期というわけではないのに，食事をするのを忘れたかのように食べなくなります．詳しい原因はわかりませんが，この症状が数カ月続くことがあります．その場合，対応の方針としては，1）栄養確保を優先して胃瘻にする，2）体重減少があまりないのであれば時間をかけてでも何とか口から摂り続ける，3）「吸い飲み」などで咽頭に食事を流し込む，というのが考えられます．

テツヤ先生：ご家族は胃瘻を考えていないようで，患者さん本人も元気なとき

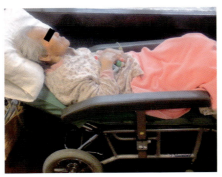

図5 リクライニング位
咽頭への送り込みを重力で助ける方法である．咽頭流入が速くなるため，適用する場合は咽頭期の嚥下がある程度保たれている必要がある

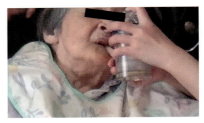

図6 吸い飲みを用いた食事介助
口角から吸い飲みを挿入して咽頭にペースト食を流し込んでいる

に「胃瘻はしたくない」と明確に言われていたそうです．ただ，体重もこの半年で5kgほど減っているようで，これ以上の減少を止めたいそうです．

ナオミ先生：では「吸い飲み」でいってみましょうか．アルツハイマー型認知症は摂食嚥下の5段階における咽頭期が障害されることが少ないので[11]，咽頭まで食事を流し込めれば誤嚥なく嚥下できると思います．念のため嚥下内視鏡で咽頭期の機能を確認してからにしましょう．

2）歯科訪問診療：再診と経過

咽頭に流れやすいようにリクライニング位（図5）にして嚥下内視鏡を行いました．口角付近から吸い飲みを挿入して（図6），ペースト食を咽頭に流し込んだところ，嚥下反射が生じるタイミングも良く，誤嚥なく嚥下できました．

リクライニング位でペースト食を流し込む食事介助を続けていたところ，4カ月くらいでまたスプーンの受け入れが良くなり，座位でペースト食やソフト食を摂取できるようになりました．

> **Check point**
>
> アルツハイマー型認知症は，まるでハンガーストライキをしているかのように，突然食事に時間がかかるようになることがあります．その時期を何とか乗り切れば，またスムーズに食べられるようになることがあります（ならないこともまれにありますが）．そうした期間を経管栄養などで乗り切ることも一つの方法ですが，アルツハイマー型認知症は咽頭期の嚥下が良好ですので，半強制的に咽頭に食べ物が流れるように「吸い飲み」やシリンジで流し込むのも良い方法です．

CASE 2　認知症の原因疾患が不明だった症例

　●●苑に入所しているカナコさん（80歳，女性）は，テツヤ先生が歯科訪問診療で義歯の再製をした方でした．義歯が完成し調整も終わったところ，入所している施設からミールラウンドの対象者としてあがってきました．

> A歯科医院　テツヤ先生　侍史
> 次回の定期ミールラウンドは〇月△日にお願いします．
> 対象：○○さん，□□さん，カナコさん，△△さん……
> 　　　　　　　　　　　　　　　　　　特別養護老人ホーム　●●苑

テツヤ先生の心の声：（この前，義歯を作ったカナコさんが入所している施設だ．ちゃんと義歯を使って食事できているかを見るいいチャンスだな！）

1）ミールラウンド

　●●苑に伺ったテツヤ先生，気になっていたカナコさんの食事場面を観察してみました．カナコさんは自分で食具を持って食べていましたが，義歯を作っていたときと比べると活気がない印象です．車椅子に傾いて座っており，ぼーっとした状態で食事も進んでいませんでした（図7）．

　カナコさんの前にある食事を見てみると，3割くらいしか摂取できていません．もし，毎日・毎食がこの程度の摂食量だとすると，低栄養になってしまう可能性もあります．そこで，普段の様子を食事介助を担当しているヘルパーさんに聞いてみました．

テツヤ先生：カナコさんは，いつもこれくらいしか食べられないのですか？

ヘルパー：たまにこういうことがありますね．こういうときに介助して食べものを口に入れるとむせるので怖くて……．その分，調子のいいときに食べているのか，最近の体重減少はないので，そこは助かっています．

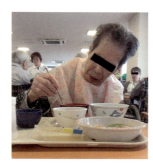

図7　食事中の姿勢
体幹が常に左側に傾斜していた．

テツヤ先生の心の声：（嚥下障害が思ったより重度なので，次回はミールラウンドではなく診察として診よう．その前に施設のカルテを見直して，先輩のナオミ先生に相談しておこう）

＜クリニックに戻って＞

テツヤ先生：今日，●●苑のミールラウンドでみた患者さん，義歯を作っていたときと別人のように活気がなかったのです．ぼーっとしていて姿勢も傾いていたし，食事もぜんぜん食べられていなくて．

ナオミ先生：基礎疾患や服用薬はチェックした？

テツヤ先生：基礎疾患には認知症って書いてありました．あとは気管支炎と便秘症がありました．服用薬剤はこんな感じです．

【基礎疾患】
認知症，慢性気管支炎，便秘症
【内服・外用薬】
アリセプト® 10 mg　分1
メマリー® 20 mg　分1
ホクナリンテープ 2 mg　1枚
アミティーザ® 24 μg×2　分2

ナオミ先生：認知症の原因疾患は書いていないですね．投薬からするとアルツハイマー型っぽいけど，症状を聞いているとレビー小体型みたい．次回の診察のときに，レビー小体型認知症の特徴（図8）[12]である筋強剛や幻視，レム睡眠行動障害などがあるかをチェックしてみましょう．

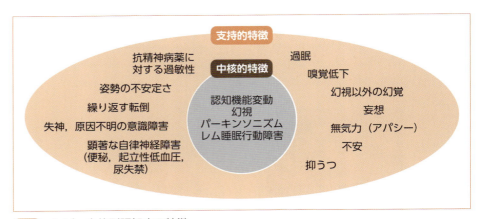

図8　レビー小体型認知症の特徴
認知機能の低下に加えて，中核的特徴と支持的特徴が認められることがある．中核的特徴が2つ以上あると，レビー小体型認知症が「ほぼ確実」とされる

1　摂食嚥下について

2）2回目のミールラウンドとその後の診療

　翌週，テツヤ先生は再び●●苑に伺いました．すると，カナコさんは前回とは異なり，車椅子にまっすぐ座っており，簡単な会話であれば受け答えができる状態でした．食事も自分で食具を持って摂取できており，むせることなく全量を摂取できていました．

　診察をすると手首に歯車様強剛があり，同席していた家族に聞くと，幻視や寝言（レム睡眠行動障害），嗅覚低下や起立性低血圧の既往もあったとのことでした．

＜クリニックに戻って＞

テツヤ先生：ナオミ先生に言われた通り，カナコさんにはレビー小体型認知症の特徴が多くみられました．今回はぼーっとすることなく，全量をしっかり食べていました．

ナオミ先生：やっぱり，レビー小体型認知症だったみたいですね．認知機能の変動や姿勢の傾き，便秘もレビー小体型認知症でよくある症状です．認知機能が低下しているときには無理をせずに，調子がいいときに摂取エネルギーを稼ぐ，という方針で体重が減らないようにフォローしていきましょう．ちなみに，レビー小体型認知症は嚥下障害が出やすい認知症なので，今後は誤嚥にも注意が必要です．

テツヤ先生：わかりました！

　その後，カナコさんは改めて精神科を受診し，そこで「レビー小体型認知症」と診断名がつきました．処方されていた薬剤のうち，情動などを抑える「メマリー」も中止になったようです🔑．メマリーが中止になって，調子が良い時間が少し長くなったとのことでした．

> 🗝 **薬に対する過敏性**
> 　レビー小体型認知症の人では薬に対して過敏性が起こることがある．
> 　専門医であってもレビー小体型認知症患者への投薬は非常に難しいとされている．

> 👈 **Check point**
>
> 　認知症患者では，「認知症」という情報だけがあり，その原因疾患までは特定されていない場合があります．そうしたときは生活をみて原因疾患を推察したり，主治医などから情報を取り寄せてみましょう．原因疾患がわかっても認知症は治せませんが，原因疾患がわかればその病態に基づいたケアを提案できるようになります．

▌CASE 3　薬剤性嚥下障害の症例

　ススムさん（84歳，男性）は在宅での介護が難しくなり，最近●●苑に入所されました．食事時のむせが多く，施設職員が不安になりながら食事介助を

117

行っているとのことでした．
　テツヤ先生は，●●苑の在宅医から次のような依頼を受けました．

A歯科医院　訪問担当先生　侍史
ススム様（84歳，男性）
【基礎疾患】
レビー小体型認知症，脂質異常症，便秘症

　食事中のむせがひどく，職員が食事介助に難渋しています．唾液でもむせていることがあるようで，誤嚥性肺炎のリスクが高いと思われます．
　貴科でのご高診，ご対応をお願いします．
　　　　　　　　　　　　　　　　　　　　B内科クリニック　△△　拝

テツヤ先生の心の声：（レビー小体型認知症は嚥下障害が出やすい[13] から，進行に伴って誤嚥が増えたのかな．どういうもので誤嚥しているのか，どれくらい誤嚥しているのかをみるために嚥下内視鏡をしてみよう）

1）初診

　早速，テツヤ先生はポータブルの嚥下内視鏡を持参し，●●苑に向かいました．嚥下内視鏡の結果，固形物は問題ないものの，液体での誤嚥（一部不顕性）が認められました（図9）．液体に蜂蜜状のとろみを付けると誤嚥は軽減されました．
　施設の食事として，「きざみ食ととろみなしの水分」が提供されているとのことだったので，水分には蜂蜜状のとろみを付与するよう指導しました．ところが，患者本人から「とろみの付いたお茶は飲みたくない」という訴えがあり，「とりあえず，とろみを付けたお茶に慣れてください」と念を押して1回目の診療を終えました．

＜クリニックに戻って＞
テツヤ先生：今日，嚥下障害の患者さんを診てきて，水分にとろみを付与するように指導してきたのですが，とろみを嫌がられてしまって……．

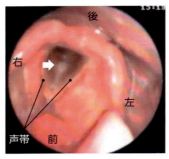

図9　嚥下内視鏡の所見
気管内に液体の不顕性誤嚥を認める（矢印）

ナオミ先生：レビー小体型認知症に起因する誤嚥だとすると嚥下訓練では対応が難しいので，とろみでの対応は妥当だと思うけど．でも，他にできることはないかな？　服用薬剤はチェックした？

テツヤ先生：まだです．お薬手帳のコピーを取ってきたので見てみます．

服用薬剤
抑肝散　5.0 g　分 2
リスパダール®　1 mg　分 2
メバロチン®　10 mg　分 1
酸化マグネシウム　2 gr　分 1

ナオミ先生：リスパダールが出ている！　リスパダールはドパミン🔑遮断薬で，錐体外路症状や誤嚥の原因になることが知られています[14]．レビー小体型認知症は，大脳基底核のドパミン分泌が低下しており，もともと錐体外路症状🔑や誤嚥を呈しやすい病態です．この患者さんは「レビー小体型認知症＋リスパダール」で嚥下機能が低下した可能性も考えられますね．まずは，リスパダールが処方されている理由を聞いて，中止できないか問い合わせてみましょう．

テツヤ先生：わかりました．

　早速，テツヤ先生はススムさんの主治医に対診してみました．

2）問い合わせ後

テツヤ先生：ススムさんは，●●苑入所後に幻視やせん妄がひどくなってリスパダールが処方されていたみたいです．ちょうど，処方された頃から食事時のむせがひどくなったということでした．先生からのアドバイスを主治医に申し送ったところ，リスパダールを徐々に減らしてみるとのことでした！

ナオミ先生：幻視やせん妄も，レビー小体型認知症の症状だったのかもしれませんね．

　リスパダール中止後，食事時のむせはほぼなくなったとのことでした．液体の嚥下を嚥下内視鏡で確認したところ，とろみを付けなくても誤嚥なく飲めるようになっていました．
　今後は，疾患の進行に伴い，また水分へのとろみ付与の必要性が出てくるかもしれませんが，当面はとろみなしで経過を診ていくことにしました．

🔑**ドパミン**
中枢神経系に存在する神経伝達物質．レビー小体型認知症やパーキンソン病では産生細胞が死滅するため，分泌が低下する．

🔑**錐体外路症状**
大脳皮質―大脳基底核ループの障害で起こる症状．振戦，固縮，動作緩慢などの症状がある．

Check point

　臨床では，薬剤に起因する嚥下障害にときどき遭遇します．原因薬剤としてはドパミン遮断薬である抗精神病薬（表1，111ページ参照）が最も頻度が高く，嚥下障害の診察のときには注意が必要です．特にレビー小体型認知症は，ドパミン産生低下のため，もともと嚥下障害を生じやすい病態にあり，そこに抗精神病薬によるドパミン遮断効果が重なると高率で嚥下障害を発症します．

　嚥下障害の診療においては必ず投薬内容をチェックするようにしましょう．

おわりに

　認知症の患者さんの摂食嚥下障害は難しい，という印象があるかもしれません．本稿で解説したように，「認知症」とひとくくりにせずに原因疾患ごとに考えましょう．そうすれば患者さんの状態がイメージできるはずです．そのうえでの個別対応を心がけてください．

（野原幹司）

4章　認知症の患者さんへの摂食嚥下・栄養・緩和ケア

2 栄養アセスメントについて

学習編

はじめに

　認知症高齢者の栄養を理解するうえで，まず一般的な高齢期の栄養上の特性を把握する必要があります．本稿では，一般高齢者および認知症患者の栄養上の特性と，簡易な栄養スクリーニング，アセスメントの実際について紹介します．患者の栄養状態を判定し，最適な栄養ケアを行う一連の流れのなかで，「栄養スクリーニング」は栄養上のリスクがあるかどうかを見極めて，栄養リスク者の選定を行うことを指します．一方の「栄養アセスメント」は，栄養リスク者の身体的な所見や検査値，食事調査などにより，栄養状態を評価・判定することを指します．また，栄養アセスメントについては臨床の実際編もご確認ください．

高齢期の栄養上の特性

ガイドラインでは
➡ CQ11-1参照

　一般に，加齢に伴って口腔機能のみならず消化機能や基礎代謝量，身体活動量は低下し，摂食量も低下します．摂食量の低下は，エネルギー摂取量の不足だけでなく，たんぱく質や，ビタミンなど微量栄養素の摂取不足を引き起こし，低栄養状態に陥る危険性を高めます．低栄養は摂食量の少ない「やせ」型の高齢者に生じやすいのですが，エネルギーは必要以上に摂取している肥満者でも生体の機能維持に必要な栄養素が不足している「低栄養」が混在している場合がありますので，注意が必要です．低栄養を有する高齢者の割合は，自立した在宅高齢者で1〜5％，在宅の要介護認定者では20〜30％，老人施設などの入所者では30〜50％と推定されています[1]．

　生命予後の観点からは，若中年期では肥満度が高いほど総死亡のリスクが高いと考えられていますが，年齢群が上がるほど，肥満度の低い「やせ」の総死亡に対するリスクが上昇します[2]．特に要介護者や施設入所者では，低栄養の頻度が高くなっており，高齢期は中年期に比べ「低栄養」の予防や改善が重要といえるでしょう．

121

4章 認知症の患者さんへの摂食嚥下・栄養・緩和ケア

ガイドラインでは
➡ CQ11-1参照

認知症患者の栄養上の特性

認知症あるいは認知機能低下者では，健常者に比べ低栄養のリスクが高く，意図しない体重減少に注意が必要です[3, 4]．高齢期の認知症患者では，嚥下障害，失認や空間認知障害，食事時の姿勢や集中力の問題，嗜好変化，抑うつや薬剤の副作用など，多種の要因により，栄養状態が悪化することが報告されています[5]．また，認知症患者は，自らの体調不良を周囲にうまく伝えられず，低栄養状態になっている場合や，周囲も低栄養状態であることに気づいていない場合があります[5]．このため，認知機能が低下した患者を診る歯科医師は，患者が低栄養状態に陥っていないかに留意した診察が推奨されます．

ガイドラインでは
➡ CQ11-2参照

簡易栄養スクリーニング

高齢者の栄養スクリーニングを行ううえで最も重要な視点は，「低栄養」の早期発見です．代表的な栄養スクリーニングツールとして，主観的包括的評価（subjective global assessment：SGA），簡易栄養状態評価法（Mini Nutritional Assessment：MNA®），在宅では malnutrition universal screening tool（MUST）等があります[6〜9]．ヨーロッパを中心に広く活用されている栄養アセスメントツールとして，18項目からなる MNA® の短縮版である MNA®-SF（short form）[10] は，MNA® 得点との相関が高く，およそ4分で施行可能な簡易質問票であり，スクリーニング用の調査票として優れています．また，厚生労働省作成の「基本チェックリスト」[11] の栄養・口腔機能に関する項目は，「6カ月間で2〜3kg以上の体重減少がありましたか」または「BMI が 18.5 kg/m² 未満か」という2項目ですが，低栄養ハイリスク者をスクリーニングできる指標です．

さらに，このような調査票を用いなくても，患者の体重管理や体格を見積も

表1 目標とする BMI の範囲（18歳以上）[12] *1, 2

年齢（歳）	目標とする BMI（kg/m²）
18〜49	18.5〜24.9
50〜69	20.0〜24.9
70以上	21.5〜24.9 *3

*1 男女共通．あくまでも参考として使用すべきである．

*2 観察疫学研究において報告された総死亡率が最も低かった BMI を基に，疾患別の発症率と BMI との関連，死因と BMI との関連，日本人の BMI の実態に配慮し，総合的に判断し目標とする範囲を設定．

*3 70歳以上では，総死亡率が最も低かった BMI と実態との乖離がみられるため，虚弱の予防および生活習慣病の予防の両者に配慮する必要があることも踏まえ，当面目標とする BMI の範囲を 21.5〜24.9 kg/m² とした

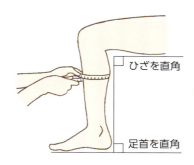

図1 下腿周囲長の測定[13]
対象者の方には椅子に腰かけてもらい，利き足でないほうのふくらはぎの最も太いところをメジャーで測定する

ることにより，ある程度，低栄養や過栄養を推測することが可能です．例えば「日本人の食事摂取基準」[12]では，2015年度から新たにエネルギー摂取の過不足の評価に，体重変化量，体格指数（body mass index：BMI）を用いることが導入されました．表1は「食事摂取基準（2015年版）」の目標とするBMIの範囲です．特に高齢者（70歳以上）では，若年者に比し高いBMI下限値（21.5 kg/m^{2}以上）が推奨されており，「やせ」，すなわち低栄養リスクの抑制を意識した目標値となっています．

体重測定が困難な高齢者に対しては，BMIの代わりに下腿周囲長の測定を用いることがあります（図1）[13]．下腿周囲長測定部位であるふくらはぎ断面は，骨，骨格筋，脂肪組織からなり[14]，31 cm未満を評価基準とします．上腕周囲長とともに全身骨格筋量と高い相関を示します[15]．最近では，指輪っかテストという自己評価法もあり，高齢者自身が早期に自身のサルコペニアやせなどに気づく自己判定法として有用と報告されています[16]．このように，下腿周囲長を使用する場合でも定期的な測定により栄養状態を把握することが好ましいでしょう．

栄養アセスメント

通常臨床で用いる栄養アセスメントには，問診や観察，身体計測，生理・生化学検査が含まれます．また，管理栄養士・栄養士が行う栄養アセスメントとして，日々の食事内容や食生活などを聞き取る食事調査法があります．前者は，栄養障害の原因となる健康上の問題を探るうえで優れており，後者は実際に食べた食事の内容そのものの情報が得られるため，食生活上の問題点を探るうえで有用です．ただし，歯科における日常診療のなかでこれらの詳細な栄養アセスメントを行うことは難しいと考えられます．特に食事調査は対象者，調査者ともに大きな労力を要し，両者にとって負担の大きな調査です．

歯科診療での利用を目的として開発された栄養アセスメントのツールを評価した先行研究は認められず，商業ベースでは，インプラント治療前のアセスメ

4章　認知症の患者さんへの摂食嚥下・栄養・緩和ケア

☐ 魚介類 （生鮮，加工品を問わずすべての魚介類）	☐ 緑黄色野菜類 （にんじん，ほうれん草，カボチャ，トマトなどの色の濃い野菜）
☐ 肉類 （生鮮，加工品を問わずすべての肉類）	☐ 海藻類 （生，乾物を問わず）
☐ 卵 （鶏，うずらなどの卵．魚の卵は含まず）	☐ いも類
☐ 牛乳 （コーヒー牛乳，フルーツ牛乳は含まず）	☐ 果物類 （生鮮，缶詰を問わず．トマトは緑黄色野菜）
☐ 大豆・大豆製品 （豆腐・納豆などの大豆を使った食品）	☐ 油脂類 （油炒め，フライ，天ぷら，パンに塗るバターやマーガリンなど油を使う料理）

「ほとんど毎日」☑️はいくつありましたか？　　　　　　　　　　＿＿＿点

「ほとんど毎日」にチェックされない食品の摂取を勧めることで，栄養バランスが改善できる見込みがある

（参考値：秋田県内高齢者では，「ほとんど毎日」の合計平均（標準偏差）は，男性6.5（2.2）点，女性6.7（2.2）点と報告されている）

図2　食品摂取の多様性評価指標
「栄養バランスがとれた食事を摂っているか」を見積もる際に使いやすい指標[18]

A　食欲はありますか？ 　1．ほとんどない 　2．あまりない 　3．ふつう 　4．ある 　5．とてもある	**E　若いころと比べて，食事の味はどうですか？** 　1．とてもまずい 　2．おいしくない 　3．かわらない 　4．おいしい 　5．とてもおいしい
B　食事を，どれくらい食べると満腹感を感じますか？ 　1．数口で満腹 　2．3分の1程度で満腹 　3．半分ほどで満腹 　4．ほとんど食べて満腹 　5．満腹になることはほとんどない	**F　食事は1日何回食べますか？** 　1．1日1回未満 　2．1日1回 　3．1日2回 　4．1日3回 　5．1日4回以上
C　空腹感はありますか？ 　1．めったに感じない 　2．たまに感じる 　3．時々感じる 　4．よく感じる 　5．いつも感じる	**G　食事中に気分が悪くなったり，嘔気を感じることがありますか？** 　1．いつも感じる 　2．よく感じる 　3．時々感じる 　4．まれに感じる 　5．まったく感じない
D　食事の味はいかがですか？ 　1．とてもまずい 　2．おいしくない 　3．ふつう 　4．おいしい 　5．とてもおいしい	**H　ふだん，どのような気持ちですか？** 　1．とても沈んでいる 　2．沈んでいる 　3．沈んでもなく，楽しくもない 　4．楽しい 　5．とても楽しい

図3　日本語版 CNAQ（CNAQ-J）[19]
A～Hまでの数字の合計を足す．28点以下は今後6カ月で5kg以上の体重減少のリスクを示す．8～16点は食欲不振の危険があり栄養カウンセリングを必要とする．17～28点は頻繁な再評価を必要とする．

ントを目的に，指先からの少量採血で，血清総タンパクやヘモグロビン量，A/G 比などの栄養指標，糖代謝，肝機能，腎機能，コレステロール値が測定できるキットが販売されています[17]．しかし現在のところインプラントを中心とした自由診療に限って使用されており，健康保険の適応外です．

　質問紙法でのアセスメントは，歯科医師が日常診療の場面で比較的取り入れやすいと考えられます．汎用性の高い調査票の一部として，図2 には食品摂取の多様性評価指標[18] を，図3 には食欲の評価指標（CNAQ）[19] を示します．なお，認知機能障害が重度の高齢者では，評価項目によっては回答が困難である場合が想定されるため，介護者の協力を得て実施することが望ましいでしょう．アセスメントにより，本人の栄養上の問題点が抽出でき，簡易なアドバイスによりそれらの問題が解決できると見込まれる場合は，歯科医師・歯科衛生士から患者あるいはその家族に対し問題点の説明と解決案を紹介できるとよいでしょう．

　しかし，より詳細な栄養アセスメントや専門的な支援が必要と判断され，歯科医師・歯科衛生士のみで対応するのが難しい場合は，外部の管理栄養士・栄養士と連携することが勧められます．最近では各都道府県栄養士会に栄養ケア・ステーションが設置されており，また，認定栄養ケア・ステーション[20] も現在までに約 100 件認定され，積極的な活用が期待されます．認定栄養ケア・ステーションの事業所一覧は日本栄養士会のウェブサイト*をご覧ください．

　また専門的な支援やより詳細な栄養アセスメントが必要な場合は外部の管理栄養士・栄養士と連携を行うことが勧められます．

　さらに，これらのアセスメントの際は，食事内容や食環境に強く影響を与える患者の健康問題（合併症），社会・経済状況，家族構成などの把握しておくことが望ましいでしょう．認知症高齢者では，経口摂取と経管栄養の併用者や，食事介助や見守りを必要とする場合が多いため，栄養管理方法や食事介助の有無は最低限，把握が必要です．また咀嚼可能食品や本人の嗜好，口腔ケアの内容も把握できるとより好ましいといえます．

（大塚　礼・本川佳子）

* 日本栄養士会：認定栄養ケア・ステーション
　https://www.dietitian.or.jp/about/concept/care/

4章 認知症の患者さんへの摂食嚥下・栄養・緩和ケア

2 栄養アセスメントについて　臨床の実際編

ガイドラインでは
→ CQ11-3参照

歯科と栄養の連携によるシナジー効果

　認知症高齢者に限らず，高齢者において口腔機能の維持と食事摂取は強く相関します．高齢者509名を対象に，LOTTE社製の咀嚼力判定ガムで評価した咀嚼機能と食品・栄養素等摂取量の差について検討したところ，よく噛めるグループに比較して，噛めないグループは多くの栄養素，食品で10％以上の低値を認め[1]，咀嚼機能の低下している高齢者は噛み応えの高い食品を避ける，偏食傾向にあることが示されました（図1）．認知機能低下者では咀嚼機能低下，食具使用の失行，一口量が調整できなくなるといった摂食困難により[2]，偏食傾向となる危険性はさらに高くなると推測できます．

　また最近では，栄養指導と口腔機能向上や補綴を組み合わせた介入研究が行われ，Bradburyらは，総義歯作製のみのグループと総義歯作製＋栄養カウンセリングを行ったグループでは，栄養カウンセリングが加わった群で果物と野菜の摂取量が有意に向上したことを報告し[3]，菊谷らは，要介護高齢者を対象に食支援のみ介入したグループと，食支援＋口腔機能訓練を行ったグループでは，口腔機能訓練が加わった群で血清アルブミン値の上昇が有意に高かったことを報告しています（図2）[4]．またSuzukiらは総義歯作製とともに簡単な食支援を実施することは，栄養素等摂取量の増加と咀嚼機能の改善に効果的であったことを報告しています[5]．これらの結果は管理栄養士・栄養士と歯科の連携を行うことで，高齢期の健康維持や健康寿命延伸に単独では得られないシナジー効果が存在することを示し，認知症の進行予防などにも効果を示すことが期待されます．

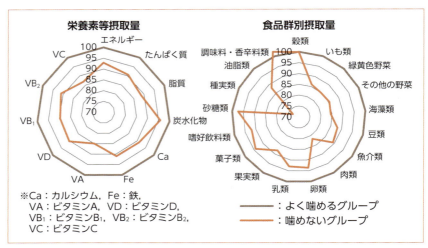

図1　咀嚼機能と栄養素等摂取量・食品群別摂取量　[本川佳子　他．第59回日本老年医学会学術集会（2017）]

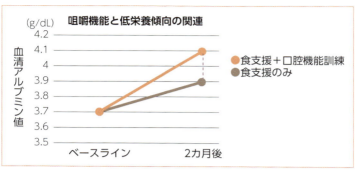
図2 歯科と栄養の連携によるシナジー効果[4]

歯科医院で行う栄養アセスメント

　では実際に，歯科医院においてはどのような栄養アセスメントを行い，食生活指導へとつなげていくべきでしょうか．通常の臨床で用いる栄養アセスメントには血液生化学検査，生理学検査が含まれますが，日常診療内で食事調査や検査値に基づいた詳細な栄養アセスメントは難しいことが考えられます．限られた診療時間内で患者の栄養状態を把握するためには，簡便で非侵襲的な質問紙法（学習編参照）や身体測定による栄養アセスメントを取り入れることが推奨されます．特に，実際に患者を観察したり身体に触れたりする，フィジカルアセスメントが重要と考えられます．

身体計測 [6, 7]

　身体計測は身長と体重の計測が基本となり，さらに脂肪量の推定，筋肉量の推定や握力測定による筋組織の機能的評価も追加するとよいでしょう．2002年に「日本人の新身体計測値 JARD 2001」[6] が出版され，そのデータを使用した上腕三頭筋皮下脂肪厚（TSF）や上腕周囲長（AC）などを用いての栄養評価の工夫が試みられています．また，「日本人の新身体計測値」だけでなく，個人の栄養アセスメントにおいては，期間を設けて有意な変化があるかを確認します．

1）体重を用いた指標（表1）[7]
　体重を用いた指標として「BMI」（「栄養アセスメントについて」学習編参照），「理想体重・％理想体重」，「％平常時体重」，「体重減少率」が挙げられます．
● 理想体重・％理想体重（％IBW）
　BMI 22 を基準として，理想体重（kg）＝身長 m^2 ×22 で計算され，必要エネルギー量，必要タンパク質量の計算に使用されます．％理想体重は％理想

表1 体重を用いた指標

	減少率	栄養障害の程度
%理想体重 (%IBW)	90%以上	正常
	80〜90%未満	軽度の栄養障害
	70〜80%未満	中等度の栄養障害
	70%以下	高度の栄養障害
%平常時体重 (%UBW)	85〜95%	軽度の栄養障害
	75〜85%未満	中等度の栄養障害
	75%以下	高度の栄養障害
体重減少率	1〜2%/1週間	栄養障害あり
	5%以上/1ヵ月	
	7.5%以上/3ヵ月	
	10%以上/6ヵ月以上	

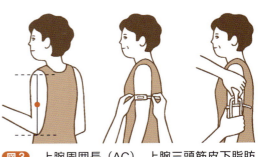

図3 上腕周囲長(AC), 上腕三頭筋皮下脂肪厚(TSF)の測り方
左：肩と肘の中間部を出す. 中央：この中間部を測るとAC. 右：この部位の皮下脂肪の厚さがTSF

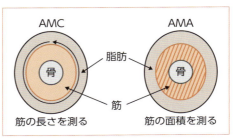

図4 AMCとAMA

体重 = 現体重 ÷ 理想体重 × 100で計算され, 栄養指標の1つです.

● %平常時体重 (%UBW)

平常時の体重が確認できる場合に, 現体重と比較して栄養状態を評価するものです. %平常時体重 = 現体重 (kg) ÷ 平常時体重 (kg) × 100で計算します.

● 体重減少率

体重測定では以前の体重との比較も重要な情報となります. 1週間, 1ヵ月, 3ヵ月, 6ヵ月前の体重と比較し, 有意な体重変化があるか確認します.

2) 骨格筋, 体脂肪の指標[7]

体重を用いた指標に加えて, 骨格筋や体脂肪の評価が推奨されます. われわれの研究においてアルツハイマー型認知症高齢者の認知症重症度が重度化するにつれ, BMIには大きな差異は認められませんでしたが, 除脂肪量, 筋肉量は大きく減少することが認められました[8]. BMIだけではなく詳細に身体組成を評価するために, 体脂肪量の指標として上腕三頭筋皮下脂肪厚 (TSF) や肩甲骨下部皮下脂肪厚 (SSF), 骨格筋量の指標として上腕周囲長 (AC), 上腕筋囲長 (AMC), 上腕筋面積 (AMA), ふくらはぎ周囲長 (CC：学習編参照) などが使用されます. いずれもJARD 2001[6]での年齢・性別での基準

表2 上腕筋囲（AMC）の平均値と中央値

	男性		女性	
	平均値	中央値	平均値	中央値
65〜69 歳	23.22	23.35	20.14	20.08
70〜74 歳	23.34	23.57	20.24	20.28
75〜79 歳	22.64	22.86	20.09	20.16
80〜84 歳	21.72	21.8	19.84	19.96
85 歳〜	20.93	21.43	19.21	19.25

表3 上腕筋面積（AMA）の平均値と中央値

	男性		女性	
	平均値	中央値	平均値	中央値
65〜69 歳	46.06	45.99	32.72	32.1
70〜74 歳	43.97	44.25	33.2	32.73
75〜79 歳	41.37	41.61	32.69	32.36
80〜84 歳	38.22	37.85	31.84	31.72
85 歳〜	35.44	36.57	29.37	28.81

値との比率を算出し評価します（図3）[7]．測定方法は，TSF，SSF，CC はインサーテープやアディポメーターを用い原則非麻痺側，利き手と反対の腕，脚で測定します．AMC，AMA は TSF と AC の値を用いて計算します（図4）[7]．

$$AMC \ (cm) = AC \ (cm) - \pi \times TSF \ (cm)$$

$$AMA \ (cm^2) = [AMC \ (cm)]^2 \div 4\pi$$

得られた測定値を JARD 2001[6] の平均値や中央値と比較し，正常：90％以上，軽度栄養障害：80 以上 90％未満，中等度栄養障害：60 以上 80％未満，高度栄養障害：60％以下と判定します（表2，3）．

地域における管理栄養士・栄養士との連携

認知症高齢者においても，食事は他者との会話を通してコミュニケーションを図るなど，おいしさや満足感を介して心の充足感を感じる機会です．そのため口腔衛生への配慮に加えて，口腔機能が衰えても必要な栄養素を摂取できる調理上の工夫や，会食・季節の行事を活用した食の楽しみを増す工夫，自炊の援助などが求められます．こうした機会により認知症の進行抑制に効果があると考えられ，管理栄養士・栄養士と歯科の連携の強化が期待されます．最近では地域の栄養ケア・ステーションと連携した連携システムの構築により，歯科関係者と管理栄養士による地域活動の実践例が報告されるようになってきました[9]．歯科職種と管理栄養士との連携を位置づける法的整備はなされていませんが，地域包括支援センターが核となるケース，歯科医師会が核となるケースとさまざまな方法が実践されており，地域の医療・介護関係者としてチームを形成し，システム構築を行うことができれば歯科と栄養の連携が可能となります．今後さらなる認知症高齢者の増加が予測されているわが国において，認知症高齢者の「食べることの維持」は歯科と栄養の共通の目標となってきます．栄養と歯科連携のエビデンスをさらに構築し，研究や現場での活動を通じて連携がより強固なものとなるよう，栄養と歯科のオーバーラップが進むことが期待されます．

（田中弥生・本川佳子）

4章 認知症の患者さんへの摂食嚥下・栄養・緩和ケア

3 緩和ケアについて

学習編

死に至る病としての認知症

　認知症とは，発達期以降に一度獲得した知能が脳や身体の疾患を原因として後天的かつ慢性的に低下をきたした状態で，社会生活や家庭生活に影響を及ぼす疾患群です．認知症には70以上の疾患が含まれており，その経過は基礎疾患によって異なりますが，認知症の約5%を占める treatable dementia 🔑を除いて，ほとんどの認知症は慢性的に進行し，死に至る疾患であることは十分に知られていません．

🔑 treatable
　dementia
認知症のなかで，治療によって改善しうる特発性正常圧水頭症などの疾患の総称．

認知症の進行と各種症状

1）アルツハイマー型認知症

　認知症のなかで，比較的経過が均一で，治療やケアの方法が最も確立されているのはその半数以上を占めるアルツハイマー型認知症（AD）です．まず，ADを例に認知症の経過について説明していきます．

　ADは，発症から緩やかにスロープを下りるように機能が低下し，平均10年で死に至る疾患です．短期記銘力障害が主体の軽度の時期が約2〜3年，そして介護の山場である中等度の時期が約4〜5年，身体合併症との戦いとなる重度の時期が約3年続くといわれています．

　軽度の時期では数分前から数日前の近時記憶の障害が主ですが，中等度の時期となると，ついさっきのことを忘れる即時記憶の障害，さらに長期記憶の障害も加わります．また，軽度から中等度に進行するにつれて，時間→場所→人の順に見当識が障害されます．日常生活の行為では，仕事や調理など複雑な行為から順に障害（実行機能障害，失行など）され，やがては手段的日常生活活動作（IADL），日常生活動作（ADL）が，数年後には排泄や食事摂取など生命を維持するための行為までもが障害されていきます．

　そして，重度のADとなると身体症状が出現します．AD発症後約7年で失禁が，その後しばらくすると歩行障害が出現，最期の半年〜2年は寝たきりで過ごすことになります．この時期には肺炎などの感染症や，転倒・骨折など急性期対応が増加し，全身管理や身体症状の緩和が重要となります．重度のADでは嚥下反射は低下し，肺炎を起こしやすくなり，最終的には嚥下反射が消失し，治療に抵抗する誤嚥性肺炎や栄養障害で死に至ります．ADでは，長

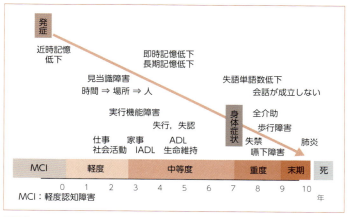

図1 アルツハイマー型認知症の経過

期の経過のなかではケアニーズが緩やかではあるものの，大きく変化することが大きな特徴です（図1）.

2）レビー小体型認知症，前頭側頭型認知症

一方，レビー小体型認知症（DLB）では，早期から身体症状が出現する傾向があり，嚥下障害や歩行障害の出現がADと比べて早いようです．また，認知機能の低下はADと同等かより急速であり，発症からの生存期間はADよりやや短くなります．

また，前頭側頭型認知症（FTD）の進行期では，常同行為や時刻表的生活が目立ち，進行すると単純な模倣行為，脅迫的音読や反響言語などが目立つようになります．疾患の進行に伴い，徐々に無関心，自発性低下などの陰性症状が前面に出ることも多くなります．他の認知症と異なり，起立歩行や嚥下能力は比較的保たれることが多いのが特徴です．

認知症の緩和ケア

スウェーデンのBarbro Beck-Friis（バルブロ・ベック＝フリース）博士が，1990年代に癌患者に対する緩和ケアの理念が認知症の症状緩和にも当てはまることに気づき，認知症の緩和ケアの概念を確立したといわれています．緩和ケアとは，癌に限らずあらゆる「生命を脅かす疾患による問題に直面している患者とその家族に対して」（WHO 2002年）提供されるべきケアであり，進行した認知症患者のケアにおいても緩和ケアの概念を基本とすべきであると考えられています．

ヨーロッパ緩和ケア協会は，「認知症の緩和ケアアプローチとは，単に身体的苦痛をとる治療やケアにとどまらず，認知症の行動・心理症状，合併する疾患および健康問題の適切な治療を含む，認知症のすべての治療とケアを意味す

🔑 **脅迫的音読**
目に映ったものをいちいち読み上げる行為.

🔑 **反響言語**
他者が話した言葉を繰り返して発声すること.

🔑 **陰性症状**
認知症のBPSDのうち，無為無動や抑うつなどの症状を指す.

4章 認知症の患者さんへの摂食嚥下・栄養・緩和ケア

表1 ナーシングホーム入居中重度認知症患者の症状出現頻度

	研究の概要		
	死亡前18カ月間の症状出現率 前向き研究[2] (n=323)	最期の30日の症状出現率 後ろ向き研究[3] (n=141)	最期の1週間の症状出現率 前向き研究[4] (n=71)
呼吸困難	46%	39%	–
疼痛	40%	26%	18%
褥瘡	39%	47%	70%
興奮／落ち着きのなさ	54%	20%	72%
誤嚥	41%	–	–
摂食嚥下障害	86%	–	95%

るものである」としており，認知症の緩和ケアには，

1）重度から末期の身体的苦痛への対応
2）認知症の行動・心理症状（BPSD）への対応
3）合併症のマネジメントと健康問題の適切な治療

を含むものとされています[1]．

重度認知症の緩和ケア

　認知症の末期の苦痛に関する国内外の研究を概括すると，末期癌と比べ疼痛や嘔気など消化器症状は少なく，嚥下障害や食思不振など摂食嚥下にまつわる問題と肺炎などの感染症に伴う呼吸困難や，喀痰・咳嗽や発熱，さらには浮腫や長期臥床に伴う褥瘡などが主な苦痛であることがわかります（**表1**）[2~4]．末期認知症患者に発生するこのような苦痛に対しては，いずれも薬剤による治療以上に，基本的なケアやリハビリテーションが重要になってくると考えられます．

　未来の概念の消失した重度認知症患者に，つらい検査や治療を強いることは拷問に等しいため，検査や治療では緩和的な検査や治療を優先すべきです．

　また，緩和ケアは，患者と家族をともに支えるケアでもあります．認知症の介護者の苦悩は，長期にわたる深刻なものであり，継続的な家族ケアが重要となります．

認知症末期の家族支援

　認知症ケアの中心は，失われていく機能へのケアであり，同時に苦痛をもつ本人の緩和ケアでもあります．認知症の家族支援は，診断後の教育的支援，ピアグループ🔑やレスパイト🔑，介護支援から始まり，終末期には代理意思決定支援🔑，看取り支援，グリーフケア🔑と，一貫した家族ケアが重要となります．

（平原佐斗司）

🔑 **ピアグループ**
年齢，社会的立場，境遇などがほぼ同じ人たちで構成されるグループのこと．

🔑 **レスパイト**
介護者の休息のためのケア．

🔑 **代理意思決定**
意思決定能力を欠く本人に代わって，代理人が本人の意思を推察しながら意思決定を行うこと．

🔑 **グリーフケア**
遺族の死別後の悲嘆に寄り添い，ケアをすること．

3 緩和ケアについて

臨床の実際編

CASE

- 97歳，女性．アルツハイマー型認知症で要介護5．寝たきりになって約3年．
- 義歯は使用しておらず，食事形態はペースト食，2カ月前より経口摂取量が減少，現在はごく少量の摂取のみ．
- るいそうが著明（下腿周囲長22cm）．覚醒は不安定で，簡単な指示のみ従命可能．
- 娘（72歳）より，歯科医師への訪問診療が依頼された．娘の希望「胃瘻などの人工的な栄養補給は希望しないが，もう少し食事量が増えるとよい」．

認知症の経過と食の問題

1）本症例の経過

歯科医師が訪問診療し，嚥下評価を行いました．その結果，舌圧低下により舌と口蓋の接触が不良であること，また経口摂取時の閉口困難により嚥下圧がかけられず，その結果として嚥下ができずに咀嚼し続けている可能性が考えられました．患者が1年前まで使っていた義歯はそれまでの20年ほど使用していた金属床義歯で，不適合なうえに劣化が進み，修理には耐えられないと判断されました．

歯科医師より「本人の口腔機能に合わせて，口のなかのスペースを埋めるために少し上顎の部分を厚めにした新しい義歯を作ってはどうか」と提案され，娘は「それでもっと食べられるようになるなら」と同意しました．

義歯新製を予定し，患者と娘の協力のもとに印象採得まで行いましたが，完成を待たずして患者は他界されました．

2）解説

代理意思決定とは，『人生の最終段階における医療・ケアの決定プロセスに関するガイドライン』[1]（2018年3月改訂）によれば，本人の意思の確認ができない場合，本人にとっての最善は何かと考え，推定された本人の意思を尊重して，医療・ケアチームで繰り返し話し合いを行い，医療やケアを決定することとされています．

最終段階に差しかかる方の治療方針決定においては，まず，「①看取り介護の方針の確認」（この患者が人生の最終段階にあるか，医師の診断は何か，施設や在宅での看取り介護の方針は何か）を行う必要があります．それに加えて「②家族の考えの確認」が必要ですが，一般的に家族は，愛する家族の死がい

ずれ来ることが頭ではわかっていても，現状維持を無意識に期待しています．維持や改善につながる希望をもてる提案に対しては，「できることは何でもしてあげたい」という気持ちになりがちです．上述の事例のように，家族の温かい想いから「義歯新製」を希望したとしても，それがもし患者に負担を強いる可能性があるならば，「それは人生の最終段階にあっても，なお必要なことか？」と問い，医療・ケアチームで検討して方針を決定することが必要です（図1，2）．

人生の最終段階にある認知症の高齢者への緩和ケアとは，健康な状態なら当然のように提案する医療であっても，本人の身体的負担になりうる可能性を検討し，負担になる場合にはそれを差し控えることを含みます．この事例の場合には，患者の希望に基づいて治療方針決定がなされました．検討すべき論点としては"この時点での本人にとって，より多くの食事を摂ること，義歯を装着することが，最善であるか"，"義歯新製の負担をかけてでも義歯による効果を得られる状態と判断されるかどうか"，がポイントになります．

では，この事例が失敗ケースであるか，というと必ずしもそうとは言い切れ

本人の意思を確認できる場合 →	医療・ケアチームとの話し合いを踏まえた本人による意思決定 家族も含めた話し合いを繰り返す 内容を文書に残す
本人の意思を確認できない場合 →	家族等が本人の意思を推定する 本人にとっての最善は何か，家族と医療・ケアチームが話し合い，方針を決定する 上記プロセスを繰り返し行う 内容を文書に残す

図1 人生の最終段階における医療・ケアの決定プロセスに関するガイドライン
（厚生労働省，2018.3 改訂）

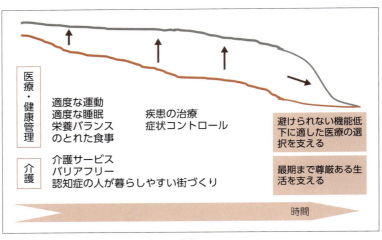

図2 人生の最期に向かう機能の変化

ない側面があります．義歯作製への協力が母娘にとっての最期の共同作業になったと意味づけることもできるからです．実際のケースでは，娘は，歯科医師が母を丁寧に診てくれ，改善の可能性を考えてくれたことに感謝の気持ちを表し，結果的に使うことができなかった義歯にも苦情はありませんでした．

このようなケースで家族は，衰える過程にある本人の傍らにいて，本当にこのまま何もしなくてもよいのか，という焦りに似た思いになりがちです．そのような家族の思いを理解したうえで，人生の最終段階にある本人にとって負担なく，安心した時間を過ごすための支援が，認知症の人への緩和ケアなのです．

（島田千穂）

4章　認知症の患者さんへの摂食嚥下・栄養・緩和ケア

3 | 緩和ケアにおける歯科医療のありかた　臨床の実際編

　ゆっくりとした機能低下に伴走しながら，在宅において本人家族の希望に沿う形で最後の時を迎えた症例です．多職種とともに，患者さんの最後に寄り添う姿勢についてみてみましょう．

> **CASE**
> ・ケイコさん，88歳，女性．
> ・既往歴：アルツハイマー型認知症（重度）
> ・独居，要介護5，右側臥位を主にとっている寝たきり状態，BADLほぼ全介助．身体介助，食事介助は2回/日のホームヘルパーの訪問を受けている．
> ・キーパーソン：遠方在住の息子（1回/月：面会）「肺炎などで入院するようなことにならないで，自宅で自然に看取りたい」

訪問歯科診療（1回目）

　歯科医師のテツヤ先生と歯科衛生士のアヤコさんが，ケイコさんのお宅を訪問しました．口腔内を一通り観察し，食事の場面を観察しました．そこで，以下のような所見をまとめました．

> **食事観察**：ホームヘルパーが常食をフォークなどの食具でつぶしたものを，スプーンで口腔内まで運んでもらい摂取していた．
> **口腔内所見**：上下義歯装着［上顎PD（ 6—3 ）残存），下顎FD］で大きな不適合はないが，食事終了後の口腔内診査では義歯と頬粘膜の間や舌下に多量の食渣の貯留があり，口腔周囲筋の機能低下が明らかであった．
> **患者さんの語り**：「あたしはね，看護師だったのよ，点滴が得意で皆に頼りにされてさ……」と若い頃の楽しい出来事を話す様子があった．
> **経口摂取と口腔健康管理に関する課題**：
> 1. 口腔機能の低下が顕著である
> 2. ヘルパーの勤務時間では食事介助や口腔清掃に制限がある

アヤコさん：食渣の貯留で口腔環境が悪化しそうです．月1回の歯科衛生士による居宅療養管理指導で十分でしょうか……．

テツヤ先生：頬筋や舌圧が弱いのと巧緻性の低下があるから，送り込みが難しくなりそうだなあ．義歯は少し修理したら貯留は改善すると思うけど，今後の口腔管理のためにケアマネジャーとも相談して，在宅ケアカンファレンスの提案をしてみようかな．きちんと説明したほうが，他の職種との連携がしやすくなるから．

訪問歯科診療（2回目）

　舌筋や頬筋の運動機能低下に対応するために義歯床の厚さや幅を添加したところ，口腔内の食渣貯留は少なくなりました．上顎右側の残存歯の衛生管理，誤嚥性肺炎予防を目的として，歯科衛生士が月1回訪問して口腔健康管理を行うこととしました．

　また，ケアマネジャーと連絡を取り合い，在宅ケアカンファレンスを行うことになりました．

1）在宅ケアカンファレンス

　ケイコさんに関わる専門職として在宅主治医，訪問看護師，訪問歯科医，歯科衛生士，ケアマネジャー，訪問介護職など多職種が集まり，ケイコさんの現在の状況や方針などを話し合い共有しました．在宅主治医の方針は「最期まで食べたい量だけでも経口摂取して，自然な経過を」でした．歯科からは口腔機能や口腔衛生に関する状態，摂食嚥下機能を説明し，今後の連携について協力をお願いしました．集まった職種に加え，ホームヘルパーとも連携するため，患家に置いてある連絡ノート（図1）で常に報告や伝達などの連絡をすることとしました．

アヤコさん：方針が決まったので，私たちのできることもはっきりした気がします．

テツヤ先生：連絡ノートも活用して，食事量や下痢や便の性状も含めて消化管エピソードもよく把握するようにね．のみ込みの状態もよく観察して，必要があれば一緒に行こう．

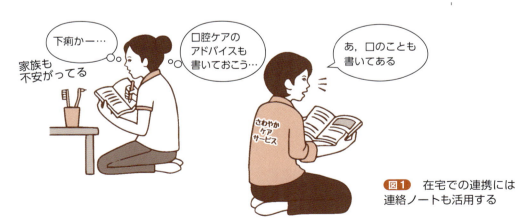

図1　在宅での連携には連絡ノートも活用する

訪問歯科診療開始から1年まで

　訪問歯科診療を開始して半年後から，さらなる口腔機能の低下により摂食に

4章　認知症の患者さんへの摂食嚥下・栄養・緩和ケア

かかる時間が少しずつ長くなり，ヘルパーの勤務時間だけでは必要経口摂取量を完食できず，経口摂取量が減少していきました．血清アルブミン値も低く，浮腫著明と低栄養状態となりました．

　在宅主治医から依頼を受けた訪問管理栄養士の指導で，ドリンクタイプの栄養補助食品Ａが開始されました．しかしＡの摂取により軟便から慢性下痢となったため，栄養補助食品を変更するなど状態に合わせた工夫を続けました．適宜，安全な経口摂取へのアドバイスを患家の連絡ノートで共有していましたが，文面からは，経口摂取と消化器症状についてのホームヘルパーからの不安や，家族の苦悩がうかがわれました．

　訪問歯科診療開始から1年後には，傾眠がちとなり経口摂取量がさらに減少しました．家族の意向および主治医のアドバンスドケアプランニング（ACP）🔑看取り方針の再確認が関係職種間で行われました．

🔑 **アドバンスドケア
プランニング
（ACP）**

人生の最終段階で自分が望む医療やケアについて前もって考え，本人と家族，医療専門職チームなどが繰り返し話し合い，プロセスを共有する取り組み．本人の意思が確認できなくなったときにも，それまでのACPをもとに意思を推測し，話し合いを続ける．

訪問歯科診療開始から1年半後

アヤコさん：現在のケイコさんは覚醒維持困難で，スプーンからの介助摂食では口腔内移送が困難のようです．嚥下に至らないみたいで，体重もかなり減ってきました．

テツヤ先生：食べているのはどんなもの？

アヤコさん：ホームヘルパーさんが軟らかく煮た食べ物をつぶしながらスプーンで摂食介助をしているようです．

テツヤ先生：そうか．嚥下評価してみよう．ケアマネジャーとホームヘルパーの同席をお願いしてみよう．

　ケアマネジャーとホームヘルパー同席のもとで嚥下機能評価を行った結果，ミキサー食のストロー吸引であれば嚥下可能であったため，ホームヘルパーにケイコさんの介助摂食方法について指導しました．口腔機能の低下が顕著で口腔乾燥が著しくなり，誤嚥性肺炎に関するリスクが高いと判断し，歯科衛生士による訪問口腔衛生管理を月に2回としました．

アヤコさん：これからは口腔乾燥対策を中心にすればよいですか？

テツヤ先生：うん，それと肺炎予防はもちろんだけど，快適な口腔を維持することを意識してね．ノートも活用してね．

アヤコさん：寄り添えるように頑張ります．

　口腔衛生管理も含め口腔健康管理が行われたことで肺炎を予防することができ，入院下の医学的管理が必要な状態になることもありませんでした．緩やか

3　緩和ケアにおける歯科医療のありかた

な経過をたどり，訪問歯科診療開始から 2 年後に自宅で穏やかに永眠されました.

解説

　認知症の緩和ケアの場面に，改めて歯科に依頼が来ることは決して多くはありません．しかし長らく訪問歯科診療（または居宅療養管理）を継続している患者が最期を迎えるケースでは，経過のなかで緩和ケアチームの一翼として関わることができるケースがあります．本症例はご本人がコミュニケーションを取れる段階から関わり，在宅ケアカンファレンスや患家の連絡ノートなどで在宅医，ケアマネジャー，ホームヘルパーとの連絡が保たれ，時には協働での機能評価が可能であったケースです.

　患家ノートは多くの在宅ケースで導入されているベーシックな方法で，複数のホームヘルパーが情報共有するために使われますが，本症例では遠方在住の息子，在宅医，訪問看護師，訪問歯科医師らもそれぞれの訪問時に書き込み，家族の心情まで含めた情報共有ができていました．ホームヘルパーや家族の不安に寄り添い，傾聴の姿勢をとり，認知症の経過を見据えながらアドバイスすることも，継続して訪問する歯科医療職の重要な責務です.

　誤嚥やそれに伴う肺炎は本人にとって非常に苦痛を伴うものです．誤嚥性肺炎の予防は癌以外の病気での緩和ケアにおいて，歯科が寄与できる重要な要素です．また医療介護および本人の状況に応じた歯科衛生士による口腔健康管理を継続することで口腔乾燥も防げ，変化する様相も適宜捉えることができます.

　変性性認知症の最重度の時期における緩和ケアでは，非常に緩やかな経過をたどります．われわれ歯科医療職は，患者さんの食べる・飲み込む・覚醒維持のゆっくりとした機能低下に伴走しながら，家族としての最期の時の迎え方，看取りの方針を共有することで，ご希望に沿う緩和ケアに寄与する歯科の在り方を模索し，そして実践していきましょう.

Point

・患者の機能低下を見守り，在宅チームとともに寄り添い伴走することを重視しましょう.
・患者の穏やかな最期のために，負担なく快適である状態に向けた歯科医療を目指しましょう.

（枝広あや子）

4章 認知症の患者さんへの摂食嚥下・栄養・緩和ケア

■4章文献　●4章1：学習編

1) Sclan SG, Reisberg B. Functional assessment staging (FAST) in Alzheimer's disease: reliability, validity, and ordinality. Int Psychogeriatr. 1992 ; 4 (Suppl 1) : 55-69.

2) Barer DH. The natural history and functional consequences of dysphagia after hemispheric stroke. J Neurol Neurosurg Physchatry. 1989 ; 52(2) : 236-241.

●4章1：臨床の実際編

1) 野原幹司. 認知症別食支援. In：認知症患者さんの病態別食支援. 野原幹司. メディカ出版, 2018. 15-83.

2) 甲斐恭子, 橋本　衛, 天野浩一郎, ほか. アルツハイマー病における重症度別の摂食嚥下障害. 老年精医誌. 2016 ; 27(3) : 259-264.

3) Priefer BA, Robbins J. Eating changes in mild-stage Alzheimer's disease: pilot study. Dysphagia. 1997 ; 12(4) : 212-221.

4) Murphy C. The chemical senses and nutrition in older adults, J Nutr Elder. 2008 ; 27(3-4) : 247-265.

5) Horner J, Alberts MJ, Dawson DV, et al. Swallowing in Alzheimer's disease. Alzheimer Disease and Associated Disorders. 1994 ; 8(3) : 177-189.

6) Shinagawa S, Adachi H, Toyota Y, et al. Characteristics of eating and swallowing problems in patients who have dementia with Lewy bodies. Int Psychogeriatr. 2009 ; 21(3) : 520-525.

7) 山田律子. 摂食・嚥下障害をもつ認知症の人に対する看護の実際. 老年精医誌. 2009 ; 20(12) : 1377-1386.

8) Ahmed RM, Irish M, Kam J, et al. Quantifying the eating abnormalities in frontotemporal dementia. JAMA Neurol. 2014 ; 71(12) : 1540-1547.

9) 長田　乾. 血管性認知症の理解と対応の実際. MB Med Reha. 2011 ; 127 : 13-23.

10) 野原幹司. 第2部　第1章アルツハイマー型認知症. In: 認知症患者さんの病態別食支援. 野原幹司. メディカ出版, 2018. 16-37.

11) Horner J, Alberts MJ, Dawson DV, Cook GM. Swallowing in Alzheimer's disease. Alzheimer Dis Assoc Disord. 1994; 8(3): 177-189.

12) 野原幹司. 第2部　第2章レビー小体型認知症. In: 認知症患者さんの病態別食支援. 野原幹司. メディカ出版, 2018. 38-56.

13) Shinagawa S, Adachi H, Toyota Y, et al.: Characteristics of eating and swallowing problems in patients who have dementia with Lewy bodies. Int Psychogeriatr. 2009 ; 21(3) : 520-525.

14) 杉下周平, 今井教仁, 藤原隆博, ほか. 非定型抗精神病薬が嚥下機能に与える影響. 日本摂食嚥下リハビリテーション学会誌. 2014 ; 18 : 249-256.

●4章2：学習編

1) Vandewoude MF, Alish CJ, Sauer AC, Hegazi RA. Malnutrition-sarcopenia syndrome: is this the future of nutrition screening and assessment for older adults? J Aging Res. 2012; 2012 : 651570.

2) Childers DK, Allison DB. The 'obesity paradox': a parsimonious explanation for relations among obesity, mortality rate and aging? Int J Obes (Lond). 2010 ; 34(8) : 1231-1238. doi: 10.1038/ijo.2010.71.

3) Orsitto G, Fulvio F, Tria D, et al. Nutritional status in hospitalized elderly patients with mild cognitive impairment. Clin Nutr. 2009 ; 28(1) : 100-102. doi: 10.1016/j.clnu.2008.12.001.

4) Inelmen EM, Sergi G, Coin A, et al. An open-ended question: Alzheimer's disease and involuntary weight loss: which comes first? Aging Clin Exp Res. 2010 ; 22 (3) : 192-197. doi: 10.3275/6677.

5) 梅垣宏行. 認知症の栄養と食事療. Geriatr Med. 2016 ; 5(5) : 471-474.

6) Detsky AS, Baker JP, Mendelson RA, et al. Evaluating the accuracy of nutritional assessment

techniques applied to hospitalized patients: methodology and comparisons. JPEN J Parenter Enteral Nutr. 1984 ; 8（2）: 153-159.

7） Young AM, Kidston S, Banks MD, et al. Malnutrition screening tools: comparison against two validated nutrition assessment methods in older medical inpatients. Nutrition. 2013 ; 29（1）: 101-106. doi: 10.1016/j.nut.2012.04.007.

8） Bollwein J, Volkert D, Diekmann R, et al. Nutritional status according to the mini nutritional assessment（MNA®）and frailty in community dwelling older persons: a close relationship. J Nutr Health Aging. 2013 ; 17（4）: 351-356. doi: 10.1007/s12603-013-0009-8.

9） Vellas B, Villars H, Abellan G, et al. Overview of the MNA--Its history and challenges. J Nutr Health Aging. 2006 ; 10（6）: 456-463 ; discussion 463-465.

10） Rubenstein LZ, Harker JO, Salva A, et al. Screening for undernutrition in geriatric practice: developing the short-form mini-nutritional assessment（MNA-SF）. J Gerontol A Biol Sci Med Sci. 2001 ; 56（6）: M366-372.

11） 厚生労働省，介護予防のための生活機能評価に関するマニュアル分担研究班．基本チェックリスト．介護予防のための生活機能評価に関するマニュアル（改訂版）．2009；p5.
www.mhlw.go.jp/topics/2009/05/dl/tp0501-1c_0001.pdf（アクセス日 2018 年 1 月 24 日）

12） 厚生労働省．「日本人の食事摂取基準（2015 年版）策定検討会」報告書．2014.
http://www.mhlw.go.jp/stf/shingi/0000041824.html（アクセス日 2018 年 1 月 24 日）

13） 飯島勝矢．サルコペニア危険度の評価法「指輪っかテスト」．臨床栄養；125（7）：788-789.

14） 雨海照祥．高齢者の栄養スクリーニングツール MNA ガイドブック．医歯薬出版，2011，92-97.

15） Heymsfield SB, Martin-Nguyen A, Fong TM, et al. Body circumferences: clinical implications emerging from a new geometric model. Nutr Metab（Lond）. 2008 ; 5 : 24.

16） Tanaka T, Takahashi K, Akishita M, et al. "Yubi-wakka"（finger-ring）test: A practical self-screening method for sarcopenia, and a predictor of disability and mortality among Japanese community-dwelling older adults. Geriatr Gerontol Int. 2018 ; 18（2）: 224-232.

17） 編集部レポート 歯科医院で行える簡易式血液検査キットインプラントリスクチェッカー．インプラントジャーナル．2016；68：103.

18） 熊谷 修，渡辺 修一郎，柴田 博，ほか．地域在宅高齢者における食品摂取の多様性と高次生活機能低下の関連．日公衆衛誌．2003；50（12）：1117-1124.

19） Wilson MM, Thomas DR, Rubenstein LZ, et al. Appetite assessment: simple appetite questionnaire predicts weight loss in community-dwelling adults and nursing home residents. Am J Clin Nutr. 2005 ; 82（5）: 1074-1081.

20） 日本栄養士会．栄養ケア・ステーション認定制度．
https://www.dietitian.or.jp/news/information/2018/134.html（2019 年 3 月 14 日アクセス）

●4 章 2：臨床の実際編
1） 本川佳子，枝広あや子，渡邊 裕，ほか．地域在住高齢者における咀嚼機能と栄養素・食品群別摂取量および低栄養との関わり．第 59 回日本老年医学会学術集会（名古屋）．

2） 日本老年歯科医学会．認知症患者の歯科的対応および歯科治療のあり方．－学会の立場表明 2015－．老年歯医．2015；30（1）：7.

3） Bradbury J, Thomason JM, Jepson NJ, et al. Nutrition counseling increases fruit and vegetable intake in the edentulous. J Dent Res. 2006 ; 85 : 463-468.

4） 菊谷 武，米山武義，手嶋登志子，ほか．口腔機能訓練と食支援が高齢者の栄養改善に与える効果．老年歯医．2005；20：110-115.

5） Suzuki H, Kanazawa M, Komagamine, Y et al. The effect of new complete denture fabrication and simplified dietary advice on nutrient intake and masticatory function of edentulous elderly: A randomized-controlled trial. Clin Nutr. 2017 ; 17 : 30263-30267.

6) 日本人の新身体計測基準値（JARD 2001）．栄養―評価と治療．2002；19（suppl），メディカルレ
ビュー社．

7) 望月弘彦，総論身体計測の方法，日本静脈経腸栄養学会雑誌，2017，32，1137-1141．

8) 本川佳子，田中弥生，菅 洋子，ほか．アルツハイマー病高齢者における認知症重症度別，身体組
成・栄養指標に関する検討．日静脈経腸栄会誌．2017；32：851-857．

9) 地域における訪問栄養食事指導ガイド，平成26年度老人保健事業推進費等補助金老人保健健康増進
等事業 管理栄養士による在宅高齢者の栄養管理のあり方に関する調査研究事業，公益社団法人日本
栄養士会，2014．

●4章3：学習編

1) van der Steen JT, Radbruch L, Hertogh CM, et al. White paper defining optimal palliative care in
older people with dementia: A Delphi study and recommendations from the European Association
for Palliative Care. Palliat Med. 2014 ; 28(3) : 197-209.

2) Mitchell SL, Teno JM, Kiely DK, et al. The clinical course of advanced dementia. N Engl J Med.
2009 ; 361(16) : 1529-1538.

3) Di Giulio P, Toscani F, Villani D, et al. Dying with advanced dementia in long-term care geriatric
institutions: a retrospective study. J Palliat Med. 2008 ; 11(7) : 1023-1028.

4) Aminoff BZ, Adunsky A. Dying dementia patients: too much suffering, too little palliation. Am J
Hosp Palliat Care. 2005 ; 22(5) : 344-348.

●4章3：臨床の実際編（島田）

1) 厚生労働省．人生の最終段階における医療・ケアの決定プロセスに関するガイドライン．2018．
https://www.mhlw.go.jp/file/06-Seisakujouhou-10800000-Iseikyoku/0000197721.pdf

『認知症の人への歯科治療ガイドライン』目次

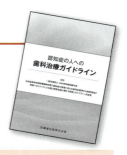

以下は，『認知症の人への歯科治療ガイドライン』（以下，ガイドライン）の目次です．『歯科医院で認知症の患者さんに対応するための本』（以下，本書）において，『認知症の人への歯科治療ガイドライン』を参照している場合，当該クリニカルクエスチョンにマークをしました．
本書で取り扱った事項をより詳しく知りたい場合には，ぜひとも『ガイドライン』を手に取ってみてください．

1章　認知症概要

- 1.1　認知症の概要
- 1.2　認知症の疫学

2章　認知症患者をとりまく諸制度と社会資源

- 2.1　地域包括ケアシステムと新オレンジプラン
- 2.2　医療サービス
- 2.3　介護サービス
- 2.4　若年性認知症に関する諸制度
- 2.5　道路交通法と関連する諸制度
- 2.6　権利擁護に関する諸制度

3章　認知症患者のアセスメント

- 3.1　認知機能障害（中核症状）の評価法
- 3.2　行動・心理症状（周辺症状）の評価法
- 3.3　重症度の評価法
- 3.4　生活機能のアセスメント
- 3.5　認知症の口腔機能

4章　認知症ケア・コミュニケーションメソッド

- 4-1　CQ：歯科治療のために，家族や多職種と連携して認知症患者のアセスメントを行うことは有効か
- 4-2　CQ：歯科診療を実施するうえで認知症ケアの手法を学ぶのは有効か
- 4-3　CQ：認知症患者の症状に合わせて歯科治療時の環境調整をすべきか

『認知症の人への歯科治療ガイドライン』目次

5 章　認知症患者の口腔管理

- 5-1　CQ：（健常なときからの）定期的な歯科管理は，認知症の発症予防・重症化予防に効果的か
- 5-2　CQ：歯科医療機関における食生活指導は認知症の発症予防・重症化予防に効果的か
- 5-3　CQ：歯科医療機関における歯の喪失予防・口腔機能低下予防は認知症の発症予防・重症化予防に効果的か
- 5-4　CQ：認知機能が低下した者に対して歯科疾患の発症および口腔機能の低下を予防することは可能か
- 5-5　CQ：認知機能の低下段階に応じた歯科治療・管理計画はどのように立てたらよいのか
- 5-6　CQ：受診歯科患者の認知機能の低下が疑われた場合，あるいは認知症と診断されている場合，本人と家族への歯科治療方針・予防管理方針の説明と同意はどのようにしたらよいのか
- 5-7　CQ：受診歯科患者の認知機能の低下が疑われた場合，医科・介護関係者との連携は歯科治療・定期的な歯科管理に有効か
- 5-8　CQ：歯科医療スタッフ（受付，歯科助手，歯科衛生士，歯科医師）の連携は，認知症患者の歯科治療および予防管理の質を高めるか

Q&A
- 見逃してはいけない気づき（症状）を教えてください
- 認知症患者の生活を知る介護者に確認すべき事項は何ですか
- 留意すべき内服薬を教えてください

6 章　認知症患者の口腔衛生管理

- 6-1　CQ：口腔衛生管理を拒否する認知症患者にどのような対応が必要か
- 6-2　CQ：認知症患者の口腔衛生管理に有効なケア用具・薬品等は何か
- 6-3　CQ：認知症患者において，舌苔除去は必要か

7 章　認知症患者のう蝕治療

- 7-1　CQ：十分な協力が得られない認知症患者のう蝕の修復治療として，非侵襲的修復技法は有用か
- 7-2　CQ：十分な協力が得られない認知症患者の根面う蝕の進行抑制に，フッ化ジアンミン銀製剤の塗布は有効か

8 章　認知症患者の抜歯を含めた侵襲的歯科処置

- 8-1　CQ：認知症患者において抜歯の適応を決定する視点は何か
- 8-2　CQ：認知症患者において抜歯を含めた侵襲的歯科治療を検討する際に配慮すべき点は何か

9 章　認知症患者の歯科補綴治療

- 9-1　CQ：認知症患者の義歯の使用が可能と判断する要因は何か
- 9-2　CQ：認知症患者の義歯の修理・調整は，新義歯製作よりも有効か

9-3 CQ：認知症患者の義歯安定剤の使用は，リライン・新義歯製作より有効か
9-4 CQ：認知症患者の義歯設計に際し，家族等の介護力を考慮すべきか
9-5 CQ：認知症患者の義歯の設計は，機能性よりも着脱性のほうを優先すべきか
9-6 CQ：認知症患者の義歯の衛生管理は本人よりも介護者に委ねるべきか
9-7 CQ：認知症患者において，義歯への名前入れは，義歯の紛失防止に有効か
9-8 CQ：認知症患者の新義歯製作は，しない場合よりも摂食機能・食形態・栄養状態の維持・向上に有効か
9-9 CQ：高齢者において，義歯装着は認知症予防に有用か
9-10 CQ：歯科用インプラント治療は認知症でない人と比べて慎重にすべきか

10 章　認知症患者の摂食嚥下リハビリテーション

10-1 CQ：変性性認知症の摂食困難の要因には何があるか
10-2 CQ：認知症患者の病型（原因疾患）による摂食嚥下障害の特徴は何か
10-3 CQ：認知症患者の摂食困難および摂食嚥下機能に対する評価はどのように行うか
10-4 CQ：認知症患者の摂食困難の対応法には何があるか
10-5 CQ：認知症患者の摂食嚥下リハビリテーション（狭義）には何が有効か
10-6 CQ：認知症患者の摂食嚥下障害において注意する薬剤は何か

11 章　認知症患者の栄養マネジメント

11-1 CQ：認知症患者の歯科的対応を行ううえで必要な栄養学知識は何か
11-2 CQ：認知症患者の食生活支援を行ううえで必要なスクリーニングとアセスメントは何か
11-3 CQ：認知症患者にはどのような栄養介入を行うか

12 章　認知症患者の緩和ケア

12-1 CQ：認知症患者の緩和ケアにおいて歯科に求められることは何か

歯科医院で認知症の患者さんに
対応するための本
ガイドラインに基づいた理解・接遇・治療・ケア　ISBN978-4-263-44552-5

2019年9月5日　第1版第1刷発行

編者　平　野　浩　彦
　　　枝　広　あや子
　　　本　橋　佳　子
発行者　白　石　泰　夫
発行所　医歯薬出版株式会社

〒113-8612　東京都文京区本駒込1-7-10
TEL.（03）5395-7638（編集）・7630（販売）
FAX.（03）5395-7639（編集）・8633（販売）
https://www.ishiyaku.co.jp/
郵便振替番号 00190-5-13816

乱丁，落丁の際はお取り替えいたします　　印刷・あづま堂印刷／製本・榎本製本
© Ishiyaku Publishers, Inc., 2019. Printed in Japan

本書の複製権・翻訳権・翻案権・上映権・譲渡権・貸与権・公衆送信権（送信可能化権を含む）・口述権は，医歯薬出版（株）が保有します．
本書を無断で複製する行為（コピー，スキャン，デジタルデータ化など）は，「私的使用のための複製」などの著作権法上の限られた例外を除き禁じられています．また私的使用に該当する場合であっても，請負業者等の第三者に依頼し上記の行為を行うことは違法となります．

JCOPY ＜出版者著作権管理機構　委託出版物＞
本書をコピーやスキャン等により複製される場合は，そのつど事前に出版者著作権管理機構（電話 03-5244-5088，FAX 03-5244-5089，e-mail：info@jcopy.or.jp）の許諾を得てください．